Stephen Levine

Hör auf deinen Kummer

Stephen Levine

Hör auf deinen Kummer

Warum es uns besser geht,
wenn wir unsere Sorgen nicht verdrängen

Aus dem Amerikanischen von Andrea Schleipen

HERDER

FREIBURG · BASEL · WIEN

Titel der amerikanischen Originalausgabe:
Unattended Sorrow. Recovering from Loss and Reviving the Heart.
Dieses Werk wurde vermittelt durch die Literarische Agentur Thomas
Schlück GmbH, 30827 Garbsen

Gedruckt auf umweltfreundlichem, chlorfrei gebleichtem Papier

www.herder.de
Satz: Barbara Herrmann, Freiburg
Druck und Bindung: fgb · freiburger graphische betriebe 2007
www.fgb.de
Umschlagkonzeption und -gestaltung:
Groothuis, Lohfert, Consorten | glcons.de
Umschlagfoto: © CARO/Hoffmann
ISBN 978-3-451-29554-6

Inhalt

Dieses Buch ist meiner Frau und spirituellen Partnerin, Ondrea, gewidmet, die mir bei jedem Schritt des Lernprozesses zur Seite stand – und ihrer Liebe, die, wenn ich an deren Verlust denke, mir die Tragödie vor Augen führt, die so viele, die wir betreuten, erfahren haben.

Des Weiteren möchte ich dieses Buch meiner teuren Freundin Elisabeth Kübler-Ross widmen, die durch einen jener „kosmischen Zufälle“, die sie so erfreuten, nur wenige Stunden nach Beendigung dieses Buches starb. Es war das letzte einer Reihe von Büchern, in deren Thematik sie mich vor 30 Jahren einführte. Wir treffen auf unserem Lebensweg einige Menschen, die unser Leben verändern; mögen alle, die das Buch lesen, das finden, was ich bei Elisabeth fand.

Vorwort

von Luise Reddemann

Verluste tun weh. Fast jede und jeder weiß das. Um mit Verlusten innerlich fertig zu werden, können wir trauern. Aber auch dies kann schmerzhaft sein. Daher vermeiden viele diesen Schmerz, und in unserer Kultur gehört es zum guten Ton, möglichst rasch zur Tageordnung überzugehen und sich möglichst wenig anmerken zu lassen, dass uns Verluste schmerzen.

Stephen Levine, der lange Zeit mit Elisabeth Kübler-Ross zusammen gearbeitet hat, zeigt einen anderen Weg. Er kommt aus der buddhistischen Tradition, und dort geht es darum, alle Gefühle zu „umarmen". So poetisch umschreibt es der große buddhistische Meister Thich Nhat Hanh.

Es geht Levine um die Herzensqualität und darum, mit sich selbst einen liebevollen, akzeptierenden Kontakt aufzubauen.

In unserer westlichen Tradition lese ich das Märchen „Aschenputtel" als eine Möglichkeit, sich mit Trauer, Verlust und mütterlicher Zuwendung zu uns selbst zu beschäftigen.

Zunächst fühlen wir uns hässlich und unbedeutend und es bleibt uns auch nichts anderes übrig, als uns mit unserer „aschigen" Seite zu akzeptieren. In diesem Märchen geht es um den Verlust der Mutter, eigentlich unserer Mütterlichkeit uns selbst gegenüber. Diese gilt es wieder zu finden. Hier zeigt Levine viele Möglichkeiten, wie wir mit uns selbst liebevoller, „herzlicher" umgehen können, so spricht er vom „schmerzvollen Herzen", aber auch von den „Ressourcen des Herzens" und dem zu neuem Leben erweckten Herzen.

Im Märchen Aschenputtel sind es die neuen Kleider vom Grab der Mutter, die das Mädchen wieder froh werden lassen und die ihm helfen, sich seiner Schönheit bewusst zu werden.

Es wagt, wieder zu tanzen, und es kommt dadurch zu einer Vereinigung des weiblichen und männlichen Prinzips. Aschenputtel „heiratet" den schönen Prinzen.

Levine schöpft aus einer großen Erfahrung als Therapeut und Buddhist. Er spricht selbst aus einem großen Herzen. Diesem Büchlein kann man sich nur nähern, wenn man bereit ist, es mit offenem Herzen zu lesen. Es muss der Verstand nicht ausgeschlossen werden, aber dennoch setzt Levine die Öffnung für das Weiche und Verletzliche in uns voraus und macht dazu Mut. Es erschließt eine Sicht auf uns selbst und unseren Schmerz, die wahrhaft mitfühlend genannt werden kann.

Die Voraussetzung für Mitgefühl ist nach buddhistischer Lehre Achtsamkeit. Levine lädt dazu ein, den eigenen Schmerz achtsam und möglichst nicht wertend anzuschauen und anzunehmen. Damit nimmt er den Leserinnen und Lesern auch die Angst, dass Schmerz unerträglich sein könnte. Achtsames Wahrnehmen beinhaltet immer auch eine Distanzierung, und damit kann der Weg der Heilung beschritten werden.

Menschen, die sehr Schweres durchgemacht haben, möchte ich ermutigen, sich nicht „mutterseelenallein" auf die Reise durch dieses Buch zu machen. Es kann sinnvoll sein, es zu zweit oder gar mit therapeutischer Begleitung zu lesen, um daraus optimalen Gewinn zu ziehen. Stephen Levine geht von einer Stärke aus, die nicht jeder Mensch jederzeit verfügbar hat. Die aber (wieder) entdeckt werden kann.

Ich wünsche diesem Buch viele Leserinnen und Leser, die ihm mit offenem Herzen begegnen können.

Einführung

In den 25 Jahren, die ich beruflich unmittelbar mit Trauer zu tun hatte, wurde mir allmählich deutlich, wie sehr ein früherer unverarbeiteter Verlust den Schicksalsschlag eines neuen Verlustes verstärken kann. Im Laufe der Jahre wurden meine Frau Ondrea und ich gebeten, mit Überlebenden der Konzentrationslager und ihren Kindern, mit Vietnam-Veteranen und schließlich auch mit Opfern sexuellen Missbrauchs Trauerarbeit zu leisten. Wir entdeckten, dass sich die Auswirkungen der Trauer langfristig in fast allen Lebensbereichen schmerzhaft bemerkbar machen. Dergleichen stellten wir fest, dass der unverarbeitete Verlust eines geliebten Menschen, selbst wenn er schon Jahre her ist, denselben Prozess zur Folge hat, wenn auch nicht im selben Ausmaß.

Mit den Jahren wurde uns klar, dass Trauer und Seele eine gemeinsamen Nenner bilden: die Möglichkeit von Himmel und Hölle – im selben Augenblick.

Menschen, die keinen Frieden mit ihrem Schmerz schließen konnten, verloren an Lebenskraft. Das konnten wir in der Arbeit mit ihnen immer wieder feststellen. Ihnen wurde klar, dass die Depressionen und Störungen nicht nur Auswirkungen eines vor Kurzem erlittenen Verlustes waren. Es waren vielmehr Verluste, die vor langer Zeit stattgefunden hatten, die immer noch schmerzhaft präsent waren und ihr Muster hinterließen.

Uns wurde deutlich, dass das, was gemeinhin als Ursache des posttraumatischen Stresssyndroms gilt, nur die Spitze des Eisbergs ist. Die Nachwirkungen von Gewalt – die durch jeden Missbrauch, jeden weiteren Krieg verstärkt werden – beschreiben nur einen Teil dessen, woran wir im tiefsten Innern leiden.

Unverarbeiteter Kummer hinterlässt eine ganze Vielzahl verdeckter Auswirkungen. Es sind die Erinnerungen an die Verstorbenen oder unzählige nicht wirklich wahrgenommene Verluste, die zu Angst und Verhärtung führen. Wir verstummen und erstarren: Sie sind die Hindernisse auf dem Weg zum Herzen. Aus vernachlässigtem Kummer, der uns allmählich erstickt, entsteht Enttäuschung und Resignation. Auf unser immer unbefriedigenderes Leben folgt der Verlust von Vertrauen und Hoffnung auf Barmherzigkeit und Mitgefühl – bis wir schließlich, ganz am Ende, so tief im Morast verlorener Hoffnung stecken, dass es uns fast unmöglich ist, zu uns selbst zu finden.

Dieses Buch verspricht nicht, Schmerz zu verhindern. Es geht darum, ihn zu verarbeiten, wie auch immer er sich zeigt, und zwar noch bevor er sich nachteilig auf das Bewusstsein auswirkt und bevor er zu Gefühlen wie Sorgen oder Angst oder Wut führt, die dann auftreten, wenn wir nicht wissen, warum wir so fühlen, wie wir fühlen.

1
Unbeachteter Kummer

Ob es nun um einen aktuellen Verlust geht oder um einen, der Jahrzehnte zurückliegt und sich in die Erinnerung eingebrannt hat: Meine Frau Ondrea und ich waren oft davon berührt, wie viele Menschen fragten, ob sie „richtig" trauern würden.

Menschen können gegenüber sich selbst sehr gnadenlos sein.

Nichts ist natürlicher als Trauer, kein Gefühl ist uns so vertraut. Es ist eine angeborene Reaktion auf eine Welt, in der alles unbeständig ist. Wir wissen nicht, was wir mit unserem Schmerz tun sollen, wir haben es nie gewusst. Uns wurde gesagt, dass wir unsere Gefühle verbergen und Haltung bewahren sollten, wir sollten „darüber hinwegkommen und unser Leben weiterleben", als ob Verlust ein vermeidbarer Bestandteil des Lebens wäre. Das Ergebnis ist, dass wir unsere Trauer nicht verarbeiten und sich dieser unbeachtete Kummer auf verschiedene Weise manifestiert.

Er schwächt den Körper und spaltet den Geist. Wir bestehen dann zu einem Viertel aus Liebe und zu drei Vierteln aus Angst, zu zwei Teilen aus Vertrauen und fünf Teilen aus Zweifeln. Wir sind eher gierig als großzügig, zum Teil unwissend und zum Teil weise. Einige Türen sind verschlossen und einige stehen weit offen. Jeder Teil ist vom anderen abgespalten, und eine ganzheitliche Person lässt sich nicht mehr erkennen.

Unbeachteter Kummer stört den Schlaf und hat Einfluss auf unsere Träume; wir finden nicht mehr „nach Hause" und fühlen uns tagsüber verloren. Nächtliche Sorgen machen uns auch tagsüber zu schaffen. Wenn sich der Kummer im Netz der Gedanken verfängt und keinen Ausweg weiß, entstehen solche Gedanken und Gefühle immer wieder. Unser Kummer schwächt unsere Energie durch Fantasien und Träume.

Er blockiert die Intuition. Schließlich vertrauen wir uns selbst immer weniger. Wir können die Welt um uns herum nicht mehr so „fühlen" wie früher, wir nehmen uns selbst als „nicht richtig zugehörig" wahr. Wir fühlen uns zurückgenommen, am Rande des Körpers ein bisschen tot, unsere Fingerspitzen sind etwas taub, unsere Zunge liegt wie ein zur Seite geneigtes gesunkenes Schiff stumm im Mund. Diese Art von Kummer vermindert unsere Kreativität und unser „geistiges Vermögen".

In der Partnerschaft tendiert man dazu, sich zu verstecken, statt die Möglichkeit zu ergreifen, sich zu öffnen. Es ist wie die zwanghafte Beerdigung unseres eigenen Lebens. Wir fürchten uns davor, nur eine Minute innezuhalten, weil wir dann vom Kummer überwältigt werden könnten oder weil wir zu viel von dem hören könnten, was hinter den geschwätzigen Gedanken steckt – die Einsamkeit und das Bedürfnis, sich nicht fühlen zu müssen.

Unbeachteter Kummer ist wie ein schwaches Fieber. Er verläuft in Höhen und Tiefen. Manchmal stürzt er einen in überwältigende, stechende Schmerzen, ein andermal scheint er unter der Oberfläche zu schlummern, nahezu bewusstlos zu sein, bis sich ein Schatten über das Herz legt und ihn freisetzt.

Es ist nicht ungewöhnlich, dass Menschen, deren Kummer unbeachtet geblieben ist, abhängig werden: von Essen oder Drogen bis hin zu riskantem Verhalten und anderen Formen der Selbstzerstörung. Unbeachteter Kummer beeinflusst unseren Appetit, entweder in Form von exzessivem Essen oder Magersucht. Da wir von ständiger Unsicherheit geplagt werden, schlucken wir alles herunter, was in unsere Nähe kommt, und fühlen uns dann schuldig, dass wir nicht irgendwie anders sind – nicht so von Schmerzen gequält, nicht so hungrig, nicht so deprimiert. Danach plagt uns ein Schamgefühl und schwächt uns noch mehr … und bestärkt traurig unsere Schuld – oder wie es ein Betroffener ausdrückte: „Ich esse zu viel, weil ich zu viel esse." Alkoholiker äußern sich ähnlich rational, statt an ihrem schwelenden Leid zu erkennen, dass sie trinken, weil sie sich leer fühlen (seelisch leer, ein Gefühl wurzelloser Leere), oder umgekehrt, weil sie sich zu voll fühlen (zu schwer im seelischen Sinne, leidend unter einer Abgestumpftheit des Geistes).

Der in unseren Tiefen schwelende Kummer führt zu sexueller Gefühllosigkeit oder sexueller Zügellosigkeit. Wir werden so abgestumpft, dass wir andere nicht berühren wollen oder selbst nicht berührt werden wollen, dass wir nichts fühlen oder nicht gefühlt werden, dass wir nicht lieben und nicht geliebt werden können. Diese Gefühllosigkeit führt dazu, dass wir uns selbst oder anderen gegenüber sexuell destruktiv werden.

Seit wir uns erinnern können, war dieser Schmerz da, und er ist uns so vertraut, dass wir ihn kaum noch wahrnehmen; bis sich die Folgen bemerkbar machen.

Unbeachteter Kummer schränkt unser Leben ein. Das Leben ist nicht vorhersehbar. Wir erleiden so viele verschiedene Verluste im Laufe des Lebens, es gibt so viele Schwierigkeiten, die dazu führen, dass wir unser Herz verlieren. Und oft verlieren wir dabei die Fähigkeit, die Tiefe jener Gefühle auszudrücken.

Nicht nur der Tod eines geliebten Menschen führt dazu, die Zuversicht in das zu verlieren, was vor einem liegt, sondern auch ein seit Langem schwindendes Vertrauen in das Leben selbst. Es sind Zurückweisungen und die Erfahrung des Verlassenwerdens, es sind die Zumutungen einer Krankheit, des Alters, des Todes. Es ist der Verlust von Gewissheiten. Es sind zerstörte Erwartungen. Es ist das ganze Reservoir von nicht eingehaltenen Versprechungen – verlorenem Glauben und dem schwindenden Vertrauen ins Leben.

Unbeachteter Kummer umfasst nicht nur alles, was wir verloren haben, sondern auch all das, was wir niemals haben werden. Unser Vertrauen darauf, dass das Leben so verläuft, wie wir es uns wünschen, und unser Glaube an nicht hinterfragte Hoffnungen sind beeinträchtigt. Unsere Unsicherheit filtert jede Wahrnehmung. Wir leben unser Leben wie einen nachträglichen Einfall.

All diese Traumata, die großen und kleinen, die scheinbar nie schwächer werden oder für immer weggeschlossen sind, stellen unseren Glauben an das Leben in Frage. Viele Lebenswünsche lösen Konflikte in uns aus, und unsere tieferen Sehnsüchte bleiben unerkannt und unerfüllt.

Der Versuch, sich vor dem Schmerz zu schützen, schränkt das Leben ein. Er verhindert den Zugang zu dem, was wir lieben, und hinterlässt ein Gefühl der Isolation. Doch wenn wir vorsichtig Schicht um Schicht unserer Verbindung mit dem Schmerz abtragen, geben wir der Liebe ein Zeichen, uns auf dem Weg zur Heilung zu begleiten. Ironischerweise stehen wir mit unserem Gefühl des Isoliertseins nicht allein da. Wir gehören zur Gemeinschaft der Menschen in aller Welt, die an einem Verlust leiden. Wenn einsamer Schmerz einen Klang ergeben würde, wäre die Luft von einem Summen erfüllt. Wir verschließen uns vor unserem Schmerz, indem wir uns dem Weicherwerden und dem Loslassen widersetzen, die ihm vielleicht ein bisschen mehr Raum zum Atmen geben könnten.

Wenn wir auf unbeachteten Kummer so hören würden wie auf das Weinen aus einem Kinderbett, so würden wir hören, wie er uns zuruft, doch Mitleid mit uns selbst zu haben, nach vorne zu sehen und unserer anhaltenden Enttäuschung und unserem Schmerz mitfühlend zu begegnen, statt uns abzuwenden. Wenn wir unserer Traurigkeit aus dem Weg gehen, verstärken wir unseren Schmerz und verschließen Teile unseres Selbst.

Eines der großen Hindernisse auf dem Weg, wieder ganz wir selbst zu werden, ist der Zweifel. Da wir gegenüber dem Schmerz machtlos sind, glauben wir, dass wir festsitzen und uns in keine Richtung bewegen können. Doch schon indem wir solche Gefühle von Machtlosigkeit hinterfragen, werden wir fähiger, jene Teile unseres Selbst wieder in uns zu integrieren, die wir seit Langem der Hilflosigkeit und der Hoffnungslosigkeit überlassen haben. Wenn wir uns von unangenehmen Gefühlen oder Erinnerungen nicht mehr ablenken, entdecken wir mit jedem Atemzug neue Möglichkeiten des Herzens.

Wenn wir es zulassen, können uns eine ungeahnte Gnade und eine kaum gekannte Bewusstheit aus unserem Leiden erwecken. Verständlicherweise wird sich der Kummer nicht in Luft auflösen, wenn man sich ihm zuwendet.

Doch das Herz, in dem es genug Platz für alles gibt, wird offen und befreit die Gefühle, die an einem unbekannten Ort begraben lagen.

Die Wege des Herzens: das ist die Kraft zu verzeihen, die Stärke zu lieben, das Vertrauen, genau hinzuschauen auf das, was uns begrenzt, sowie der Weg zum Frieden. Wir können die unerledigten Dinge abschließen, seien es abgebrochene Beziehungen oder die unversöhnt gebliebenen Reste, die von Beziehung zu Beziehung mitgeschleppt werden, von Arbeit zu Arbeit, von Freund zu Freund oder von einem Gedanken zu nächsten. Da Vergebung die Panzerung unseres Herzens auflöst, lassen wir den Kummer, der sich in unserem Körper festgesetzt hat, frei: Die Muskeln, die sich aus Selbstschutz wie ein Schild über unseren Bauch gelegt haben, lockern sich langsam, werden mit jedem Atemzug und jedem Kummer weicher. Wenn wir die Schichten, die sich um unser Herz gelegt haben, nacheinander weicher machen, eröffnen wir uns die Möglichkeit eines neuen Lebens.

Zu diesem Prozess der Befreiung unseres Herzens gehören viele Versuche: Tage, an denen wir den Verlust mit befreiender Bewusstheit und klarem Blick umarmen können; Tage der Furchtlosigkeit; Tage, an denen wir uns wie neugeboren fühlen, wieder atmen und aufrecht gehen können, an denen wir die „ruhige leise Stimme im Innern" finden; und Tage, an denen man sich dem Inneren des Schmerzes öffnet. Dieses Buch möchte dazu anleiten, mit diesem Prozess zu beginnen. Wir treten mithilfe des Herzens wieder in unseren Körper und in unseren Geist – durch Achtsamkeit und Vergebung, Mitgefühl, Barmherzigkeit und Dankbarkeit, Stille und Gebet. Wir leben Tag für Tag ein Leben voller Liebe. Wenn wir uns der Harmonie des Geistes und des Leibes willen an unsere angeborene Weisheit halten, heilen wir den Eingang zu unserem Herzen, das versucht, im Einklang mit der Welt zu schlagen.

2

Jeden Tag verlieren wir etwas

Verlust ist das Fehlen von etwas, mit dem wir einst verbunden waren. Kummer ist das verbrannte Seil, dessen Asche zurückbleibt, wenn das mit ihm Befestigte sich unserem Zugriff entzieht. Ich kenne nur wenige Menschen, die nicht um irgendetwas trauern. Diese Gefühle verschwinden nicht; sie werden nur tiefer vergraben. Wenn wir das verlieren, was wir brauchen und lieben, verhärten sich unser Geist und unser Körper. Wir nennen das dann „Leiden". Das ist unser unbeachteter Kummer.

Ich meine nicht nur den plötzlichen Verlust, sondern auch den normalen, alltäglichen Verlust: der Verlust von Würde durch rassistische oder religiöse Vorurteile oder die Vielzahl von kulturell normierten Demütigungen, die Frauen, alte Menschen, Kinder, Kranke und die nicht so „Schönen" erleiden müssen.

Ich spreche von der unter der Oberfläche liegenden Trauer der meisten Menschen, die ihr Herz umkreist und um Aufmerksamkeit bettelt. Es ist der unbeweinte Verlust von verratener Liebe, von gebrochenem Vertrauen, von Lüge und Belogenwerden, von Worten, die ausgesprochen wurden und die man nicht zurücknehmen kann, und von Verletzungen durch ständige Unhöflichkeiten. Es ist die lange aufgeschobene Trauer über Fehlgeburten und Untreue, verpasste Chancen, die tausendste Beleidigung und die beklemmenden Sorgen, die Unruhe und Depression auslösen. Es sind die unerledigte Aufgabe, die Selbstheilung bislang noch nicht geleistet zu haben, die Apathie und die Angst, die unser Leben verändern.

Wir haben mit so vielen dieser größeren und kleineren Verluste kurzen Prozess gemacht und ihnen erlaubt, weit unter die Ebene unserer Bewusstheit zu sinken. Das führt dazu, dass diese Wunden die Macht haben, die Kontrolle über so vieles von unserem selbstverleugnenden und selbstablehnenden Verhalten zu erlangen.

Obwohl unsere alltäglichen Sorgen und Kümmernisse einem scheinbar nur auf die Nerven gehen (manchmal wortwörtlich), schränken sie in Wirklichkeit unsere persönliche Freiheit auf beträchtliche Weise ein. Dieses Leid muss wahrgenommen werden. Denn die Schmerzen, unter denen wir gerade aktuell leiden, weisen oft auf die chronischen, tiefer liegenden Beschwerden, die sich durch frühere Verluste, Unzufriedenheit und Enttäuschungen angesammelt haben. Dieses Buch behandelt die ganze Bandbreite der Trauer, die akute und die chronische, die rohe und die subtile: von Wunden, die scheinbar trivial sind, wie frühere Beleidigungen, bis hin zu jenen, die immer noch schmerzen, wie der Suizid eines geliebten Menschen, verlassen worden zu sein oder Gewalt erfahren zu haben.

Dimensionen des Schmerzes

Akuter Schmerz ist unmittelbar erlittener Verlust – die unfassbare Tragödie. Er kann sich wie ein stechender Schmerz in Körper und Geist anfühlen. Er verschließt das Herz und legt die blanken Gefühle frei. Dieser Schmerz lässt außer Trauer, Wut, Angst und Zweifeln, die sich mit ihm befassen, wenig Platz für anderes.

Akuter Schmerz ist wie ein Gewittersturm, wie ein Regenguss im Monsun, eine plötzliche Flut, die fast alles, was sich ihr in den Weg stellt, überschwemmt. Dieses Gefühl hatte Darla, als ihr Mann bei einem Autounfall ums Leben kam.

„Zuerst fühlte ich mich wie vom Blitz getroffen, als ob mir alle Dinge entrissen würden. Der Schock war für mein Herz wie ein schrecklicher Schlag.

Als er starb, war es zuerst, als ob ein riesiger Riss durch mich hindurchgehen würde. Ich wusste nicht, was ich mit meinem Leben anfangen sollte. Ich kam in die Küche und wusste nicht, was ich da sollte. Alles fühlte sich so unwirklich an. Es war so, als ob ich darauf wartete aufzuwachen. Ich konnte es kaum aushalten."

In einer Phase akuter Trauer tauchen oft Bilder von früheren Verlusten wieder auf. Der Tod der Mutter kann beispielsweise dazu führen, dass wir uns recht genau an andere Todesfälle in der Familie erinnern. Schon eine Nachricht im Radio über einen Unfall auf der Autobahn kann die blutige Notaufnahme und den zu identifizierenden Körper wieder ins Gedächtnis rufen. Und da jeder neue Verlust alle Verluste wieder ins Gedächtnis holt, kann er den Kopf mit all den unabgeschlossenen Dingen des Lebens überschwemmen. Der Schmerz nicht anerkannter, scheinbar irrationaler, aber dennoch schmerzhafter Gefühle von Verlassenheit, Wut, Angst und auch unerwiderter Liebe kann weiter bestehen, indem ein Verlust in allen weiteren Verlusten nachklingt.

Jamal, den der Tod seines Freundes Peter erschüttert hatte, begann sich zu fragen, ob er eigentlich um den heftigen Verlust von Peter oder um alle Menschen, die er je verloren hatte, trauerte. Als er ohne Erfolg dagegen ankämpfte, dass intensive Trauer all die Schmerzen und

Ängste, die schon in ihm waren, wiedererweckte, sagte er, betäubt von der Überlast der Gefühle:

„Ich fühle mich, als ob ich ertrinke. Ich weiß nicht, wie ich weiterleben soll. Es scheint, als ob ich nur einen Fuß vor den anderen setze, um es durchzustehen. Es kommt mir so vor, als ob es niemals wieder aufhören würde. Und für mich ist das Schwierigste daran, dass ich nicht weiß, um wen ich eigentlich trauere. Um Peter? Um all die anderen? Um wen?"

Wenn akute Trauer an vergangene Verluste anknüpft, kann die daraus resultierende Verwirrung die Gedanken lahmlegen und das Herz vor Kälte erstarren lassen. Wir Menschen sind wirklich merkwürdige Geschöpfe: Wenn unser Herz am meisten schmerzt und uns auf diese Weise auffordert, uns unserem Schmerz direkt zuzuwenden, sind wir am wenigsten in der Lage, genau das zu tun. Wir sind so mit unseren Gedanken beschäftigt, dass wir nicht daran denken, Zuflucht in unserem Herzen zu nehmen, wo der einzig sichere Hafen liegt.

Ein lang anhaltender Schmerz im Herzen kann durch chronische Trauer verursacht sein – ein Phantomschmerz, der durch den Verlust einer geliebten Person entstanden ist. Die anfängliche akute Trauer über den Verlust einer geliebten Person verbindet sich mit den chronischen Schmerzen, die sich im Laufe eines Lebens angesammelt haben. Chronische Trauer wirkt wie das sich langsam zurückziehende Wasser. Es legt den Schaden frei, macht den Schaden sichtbar, den der Tsunami einer akuten Trauer hinterlassen hat.

Vereinfacht gesagt, gibt es zwei Arten von chronischer Trauer. Zur ersten Kategorie gehört die unbewältigte Trauer über frühere Verluste, also der unvollständig gebliebene oder unterbrochene Prozess der Verarbeitung. Hier nehmen wir die geliebte Person als einen Teil unseres Herzens wahr. Zur zweiten Kategorie der chronischen Trauer gehört der innere alltägliche Schmerz, der von unbefriedigten Wünschen, von unerfüllten Zielen und gescheiterten Beziehungen herrührt. Es ist das Leiden an einer Welt, die sich ständig wandelt und die uns das, was wir uns wünschen, erst hinhält und dann entzieht. Es handelt sich um eine latente Übelkeit, die unseren wohlgeordneten Alltag untergründig begleitet.

Die Ursache unserer Trauer sind nicht nur die unverarbeitet gebliebenen Traumata der jüngsten Zeit, sondern auch jene, die uns schon seit Langem in Fleisch und Blut übergegangen sind. Die Verletzung brennt sich in unser Körpergewebe und in die Nervenbahnen ein, sammelt sich um den Schmerz und verwandelt ihn in Leiden. Der Widerwille, sich unserem Schmerz mitleidsvoll oder sogar verzeihend zuzuwenden, verschlimmert die Unzufriedenheit.

Um das gebrochene Herz zu heilen, ist ein Sinneswandel nötig. Die vielfältigen Verluste, die immer noch in unseren Gefühlen lagern, prägen jede neu eingehende Wahrnehmung und ausgehende Botschaft. Wir konstruieren labyrinthartige Verteidigungswälle und einen Wassergraben, um unserem Herz ein Gefühl von Sicherheit vor der Trauer zu vermitteln. Unbeachteter Kummer verdrängt allmählich die Unbeschwertheit der Jugend und beschleunigt das Verschwinden von Vertrauen und Hoffnung.

Wir betrauern die Toten der halben Welt, die an Hunger, Krieg und Vernachlässigung gestorben sind – Verluste, die so weit weg scheinen und uns dennoch Tränen in die Augen treiben, vom stechenden Schmerz unseres eigentlichen Kummers herrühren. Wir trauern um den Verlust von Liebe und geliebten Menschen; wir leiden an Angst, Reue und Verlust von Vertrauen in den nächsten Tag. Und wir trauern, weil wir dazu neigen, unseren Schmerz mit der Wahrheit zu verwechseln, und weil wir glauben, dass wir es verdienen zu leiden, nur weil wir am Leben sind.

Wir halten uns selbst auf „sicheren Abstand" vom Rest unseres Lebens, sodass wir selten einen Augenblick ganz direkt wahrnehmen. Und es gibt nichts in uns, was uns so unsicher fühlen lässt, so ungewiss, wie der Versuch, diese Sicherheit aufrechtzuerhalten, diese mangelnde Kontrolle zu kompensieren. Es ist das „normale menschliche Unglücklichsein", von dem Freud glaubte, dass es das Äußerste sei, was durch eine Psychoanalyse erreicht werden kann. Wir werden damit aber unter Wert verkauft.

Sicherlich bedeutet das nicht, dass wir mit dem, was in diesem Buch steht, alles heilen können, was uns schmerzt. Aber es dient als Schlüssel für verschlossene Türen und Licht für unbeleuchtete Flure. Es ist die Landkarte, die uns ins Zentrum unseres Schmerzes führt und uns von Vergessen und Selbstvernachlässigung erlöst. Wenn man sich diesen in den Karten ausgewiesenen Weg einmal zu Herzen genommen hat, führt er in ein Leben, das viel großartiger ist, als wir es uns vorstellen können.

Wir lernen, mit den Konsequenzen der Liebe zu leben. Wir müssen den Verlust mit der gleichen Intensität ertragen lernen, mit der wir geliebt haben. Die spirituellen Überlieferungen lehren uns, dass jede Bindung Schmerz bedeutet, und hier stehen wir nun und versuchen, im Schatten dieser so schmerzlichen Wahrheit vollkommener zu lieben! Doch die Ironie besteht darin, dass es ohne ein gewisses Maß an Bindung *keine Liebe geben kann*. Oder, wie es der Dalai Lama ausdrückte: „Keine Bindung, keine Barmherzigkeit."

Das ist ein lebenslanger Balanceakt.

Sich dem Kummer zu widmen, während man noch ganz fassungslos über den erlittenen Verlust ist, bedeutet, zuerst einmal Barmherzigkeit mit sich selbst zu haben, welche dann nach und nach auch auf andere fühlende Wesen übertragen wird. Wir wünschen all jenen Wohlergehen, die wie wir auch in diesem Moment an dem gleichen Schmerz leiden und die ebenfalls einfach nur frei von ihm sein möchten. Wenn wir achtsam und mit Mitgefühl in den Spiegel blicken, erkennen wir unser Spiegelbild inmitten einer Menge empfindender Geschöpfe, in deren Dienst sich das wahre Herz, das geheilte Herz stellt.

Buddha drückte es folgendermaßen aus, auch wenn es vielleicht schwer zu akzeptieren ist: „Wie sehr du auch suchst, du wirst in diesem grenzenlosen Universum niemanden finden, der deine Liebe so sehr verdient wie du selbst."

3

Im Herzen des Verlustes

Der Verlust eines geliebten Menschen lässt uns mit unbewältigter Trauer zurück.

Wir hassen es, Schmerzen zu haben, also wenden wir uns von ihnen ab, sobald es uns möglich ist. Bald schon verschwindet der Schmerz aus unserer Wahrnehmung, doch unterbewusst beeinflusst er weiterhin unsere Gefühle.

Es gibt kein Zaubermittel gegen Trauer. Genau genommen, bedeutet die Trauer für viele Menschen den Verlust des Zaubers in ihrem Leben. Sie erzeugt eine tiefe Unsicherheit, ob wir es schaffen, diesen großen Schmerz unversehrt zu überstehen. Ein verhärteter Bauch zeigt, wie sehr wir eigentlich loslassen sollten und wie sehr wir uns danach sehnen, unbeschwert zu atmen und das Leben zurück in den Körper strömen zu lassen.

Aber nur weil das unterschwellige Unbehagen ein gemeinsamer Nenner zu sein scheint, gibt es vielleicht doch eine Alternative zu einem zögerlich gelebten Leben. Andernfalls gäbe es keine Erleichterung für die „Last" und keine Möglichkeit, sich von ihr zu befreien. Vielleicht vernachlässigen wir unseren Kummer, weil wir nicht wissen, was wir tun sollen. Wir liegen wie verletzt am Straßenrand und fühlen uns hilflos und überwältigt. Wir glauben, dass wir ein Opfer des Lebens sind und fühlen uns in einem Zwischenreich der dunkelsten Nacht der Seele verloren.

Während einer sehr traurigen Phase in meinem Leben hörte ich von der Praxis der Achtsamkeit. Obwohl ich fürchtete, dass mich mein Kummer verzehren würde, stand ich einem spirituellen Angebot zweifelnd gegenüber. Die Aufmerksamkeit auf das Innere zu lenken, schien die Grübelei doch nur zu verstärken. Ich befürchtete, dass Meditation in diesem Fall schädlich sein könnte oder gar nichts bringen würde. Doch meine Trauer forderte sie. Und ich dachte, sie würde mich entweder vernichten oder heilen. Weder das eine noch das andere ist eingetreten, doch die Meditationspraxis trug dazu bei, dass mein Herz auch unter schwierigen Bedingungen zugänglich blieb.

Manchmal fühlen wir uns dem Zusammenkrampfen des Herzens hilflos ausgeliefert, sogar noch Jahre nach einem Verlust. Die Schultern werden schwer, der Magen wird sauer, ein stumpfer Schmerz überzieht den Körper, der Nacken wird steif und der Gang immer langsamer.

Das Gefühl der Hilflosigkeit löst eine sehr wahrnehmbare Trauer aus. Sie ist die Grundlage für große Wut und Aggression. Der Geist versucht, das Gefühl, keine Kontrolle mehr zu haben, zu überwinden und diejenigen Kräfte zu unterstützen, die sich der Angst und dem Gefühl von tiefer Einsamkeit entgegensetzen. Aggressionen gegen andere oder gegen uns selbst führen zu Erschöpfung. Es ist so, als ob wir uns furchtbar anstrengen zu schwimmen, aber dennoch aufs offene Meer getrieben werden. Je weniger wir uns um unsere Hilflosigkeit kümmern, umso größer wird unser Potential zur Selbstzerstörung. Wenn sich das Herz jedoch erst einmal dem Schmerz und der Hilflosigkeit geöffnet hat, wird man feststellen, dass man niemals wirklich hilflos war.

Wenn wir uns dem Schmerz zuwenden und uns nicht von ihm abwenden, empfinden wir ein tiefes Mitgefühl in den Teilen unseres Selbst, die wir verschlossen, zurückgezogen oder der Machtlosigkeit überlassen haben. Wenn wir meinen, uns nirgendwohin und an niemanden wenden zu können, wenn unsere Strategien und Gebete nicht zu nutzen scheinen, taucht etwas Tieferes auf: ein Erbarmen, das zum Herzen führt.

Um mit dem Bild von E. L. Doctorow zu sprechen: Trauer ist wie eine Nachtfahrt: Obwohl man immer nur ein paar Meter weit sehen kann, schafft man es doch nach und nach, den ganzen Weg zurückzulegen.

Gnade (in Form von Barmherzigkeit oder liebevoller Güte, die auch jene akzeptiert, die ansonsten unannehmbar wären) ist eine Alternative zum Festhalten am Schmerz. Ohne sie überlassen wir die schmerzhaftesten Erinnerungen dem harten Urteil und unbarmherziger Betrachtung. Barmherzigkeit oder Mitgefühl und die damit verbundene Klarheit nützen gerade in schwierigen Situationen. Denn wir lernen, uns dort zu öffnen, wo wir verschlossen sind.

Ich behaupte nicht, dass sich die Trauer vollständig auflösen wird, sondern dass sie in einem offenen Herz und einem weicher werdenden Bauch zur Ruhe kommen wird. Die Erinnerungen werden wohl immer bittersüß bleiben, doch vielleicht können wir dort, wo einst Angst herrschte, Frieden durchschimmern sehen. Heilung bedeutet dann nicht die Abwesenheit von Schmerz, sondern die gesteigerte Fähigkeit, dem Schmerz mitfühlend zu begegnen statt mit Abscheu. Niemand kann den Schmerz restlos auslöschen. Das Einzige, was wir tun können, ist, im Geist und im Herzen mehr Platz zu schaffen, sodass es dem Schmerz möglich ist, sich zu entfalten. Loslassen bedeutet: in Frieden lassen.

So entwickeln wir die Fähigkeit, diesen Platz, den Raum für die Trauer – über den Verlust des Partners, den Verlust eines Kindes, den Verlust der Unschuld, den Verlust von Vertrauen – langsam zu vergrößern. Wir werden entdecken, dass wir der Hilflosigkeit mit einfacher Güte begegnen können, die unseren Drang nach kritischer Selbstbeurteilung ablenkt. Wir werden entdecken, dass wir der Verwirrung und der Hilflosigkeit anderer Menschen offenherziger gegenüberstehen werden. Wir werden entdecken, dass wir es für weniger nötig halten werden, uns für uns selbst oder andere zu ändern, um geliebt zu werden.

Wir werden uns selbst finden.

Um eine Balance zwischen Angst und Mut zu finden, müssen wir unserem Schmerz weit genug vertrauen. Erst so können wir ihn erkunden. Angst ist ein erster erfolgloser Versuch, uns vor Schmerz zu schützen. Vorgetäuschte Unempfindlichkeit ist der nächste. Doch geheilt wird der Schmerz nur, indem man den Widerstand aufgibt. Um unsere Herzen dem Schmerz zu öffnen, müssen wir gewillt sein, ihn voll und ganz zu erfahren.

Irgendwann kommt man an einen Punkt, an dem es wichtiger ist, sich einfach das Herz brechen zu lassen und damit zu leben, als weiter nach dem Grund zu suchen, warum wir so oft leiden oder wessen Schuld es ist und welche Strafe der Schuldige verdient. Es bedeutet eine Menge Arbeit, geheilt zu werden, das Herz mit der Mutlosigkeit zu verbinden. Niemand braucht sich für seine Schmerzen zu entschuldigen. Erwartung oder unerfüllte Hoffnung, Enttäuschung oder Verlust: das sind die Bestandteile der großen Dramen, von denen die großen Dramatiker, wie etwa Shakespeare, erzählen.

Heilung bedeutet, barmherzig und bewusst in die Regionen unseres Selbst einzutreten, aus denen wir uns aus Angst und Hilflosigkeit zurückgezogen haben. Heilung ist die Wiederbelebung der Teile unseres Selbst, die wir wegen seelischer oder physischer Schmerzen aufgegeben haben. Heilung bedeutet, unsere gnadenlosen Reaktionen durch eine barmherzige und mitfühlende Einstellung zu ersetzen.

Ohne Barmherzigkeit und Mitgefühl haben wir keine Chance. Denn diese Chance besteht in der Weite unseres Herzens, die wir mit der Geburt erhalten.

4
Den Bauch weich werden lassen

Wir vergraben unsere verhärtete Trauer im Bauch. Angst und Enttäuschung, Zorn, Schuld und Sorgen lagern wir in unserer Körpermitte. Der Bauch verhärtet sich durch den lange währenden Widerstand gegen das Leben und den Verlust. Mit jedem weiteren Rückzug, jedem weiteren Versuch, die Trauer zu betäuben, wird der Bauch härter.

In unseren Bauch entsteht ein Schild, ähnlich dem Panzer um unser Herz. Wenn wir um unsere Empfindungen herum und mit der Zeit auch in ihnen weicher werden, schmelzen ihre Kanten und Ecken. Es geht nicht darum, die Härte zu bekämpfen, sondern darum, ihr mit weicher Barmherzigkeit zu begegnen. *Wir müssen erkennen, dass wir nichts loslassen können, was wir zuvor nicht akzeptiert haben.* Aus reiner Erschöpfung lassen wir die Starrheit, die das Leiden aufrechterhält, manchmal jedoch für einen Moment los. Der Bauch wird einen Augenblick lang weich, und wir gewinnen einen Eindruck davon, was jenseits der Trauer liegt.

Wenn wir den durch Angst verhärteten Bauch lockern, lösen wir die Enge. Es eröffnet sich ein Raum, in dem wir unsere Emotionen verarbeiten können. Wird der Kern der Empfindungen weicher, so lässt auch der Druck langsam nach. Wenn wir die Angst, die Wut und das Misstrauen weich werden lassen, entdecken wir im Bauch die Trauer eines ganzen Lebens. Das ist der unbeachtete Kummer.

Jenseits dieser Trauer fordert eine innere Barmherzigkeit, das Herz zu befreien.

Wenn wir den Bauch weich werden lassen, hören wir auf, die Atmung zu kontrollieren. Empfindungen kommen und gehen mit jedem Ein- und Ausatmen. Dadurch löst sich eine Ebene der Verkrampfung nach der anderen. Jede Ebene wird weich und losgelassen. Wir müssen die alten Verkrampfungen in diese neue Offenheit schweben lassen. Es entsteht ein neuer Wille, zu heilen und den Schmerz zu überwinden. Wenn wir unseren Bauch weich werden lassen, entlasten wir Körper und Geist. Sie brauchen sich dann nicht mehr vom Schmerz zurückzuziehen oder sich abzuschirmen. Während die Last schwindet, fühlen wir uns etwas befreiter. Der Weg vor uns erscheint klarer, und es fällt uns leichter, das Leben fortzusetzen.

„Unser Leben fortzusetzen", erscheint wie eine Zumutung, ist aber unsere Aufgabe. Denn wir teilen das Leben mit allen, die je geboren wurden und die je sterben werden. Indem wir uns den Möglichkeiten des Herzens öffnen und den Raum vergrößern, der alles Losgelassene aufzunehmen vermag, finden wir unseren eigenen Kompass, der uns zeigt, wie wir uns selbst heilen und unser Leben fortsetzen können.

Marcus, der lange Soldat gewesen war, sprach Ondrea und mich auf einem Workshop an und klagte, er sei während seines ganzen Erwachsenenlebens dazu erzogen worden, alles im Bauch zu halten und zu bekämpfen. Als er später versuchte, seinen Bauch weicher werden zu lassen, habe er gespürt, wie die Spannung nachließ. „Doch plötzlich schlug sie mit aller Gewalt zu, wie eine Mausefalle." In diesen Augenblicken der Weichheit, meinte er, musste er so tief seufzen, dass ihm die Tränen kamen.

Nach und nach verlagert sich unsere Aufmerksamkeit

in den Bauch und hebt und senkt sich mit dem Ozean unserer Atmung. Beim Einatmen hebt sich der Bauch mit der Flut. Beim Ausatmen senkt er sich mit der Ebbe. Eine befreiende Bewusstheit entsteht, während die Atmung und das Misstrauen gegenüber dem Leben weicher werden. Die Gedanken fließen in einem weichen Bauch, ohne sie festgehalten zu werden, ohne Widerstand.

Eine heilsame Übung beginnt, indem man ruhig dasitzt, die Augen schließt und die Aufmerksamkeit in die Empfindungen des Körpers eindringen lässt. Während man den Leib spürt, in dem man lebt, lenkt man die Aufmerksamkeit in den Bauch und spürt, wie er sich mit jedem Atemzug hebt und senkt. Dann lässt man die Bauchmuskeln weich werden und lässt alles los, was den Bauch verhärtet und das Leiden aufrechterhält. Das Gewebe wird bis in das Zentrum des Bauches weich.

Nun schafft man Raum für die Atmung, die in den weich gewordenen Bauch strömt, und nimmt wahr, wie viel Trauer in Form von Widerstand und Schmerz im Bauch zurückgehalten wird. So viel Angst und Panzerung. Nun darf alles fließen. Es darf einfach sein.

Mit jedem Einatmen lässt man los und lässt den Bauch weicher werden. Mit jedem Ausatmen lässt man los und schließt Frieden. Der Bauch wird weicher und löst auch die Schutzschichten um das Herz. Jedes Ausatmen lässt Schmerzen heraus. Es wird Raum für unser Leben geschaffen.

Erwartung, Urteil, Zweifel und alle Arten alter Trauer haben sich im Bauch gesammelt und können sich nun lösen. Schmerzen, Ängste und Zweifel lösen sich in seiner

Weichheit und Größe auf. Auch die Härte darf in dieser Weichheit sein. Es besteht keine Notwendigkeit, etwas zu ändern, wir kümmern uns lediglich um uns selbst.

In einem weichen Bauch gibt es Raum für unseren Schmerz. Die Weite des Bauches entspricht der Offenheit des Herzens.

Wenn man die Augen öffnet und die Aufmerksamkeit beibehält, bemerkt man, an welchem Punkt der Bauch hart wird. An welchem Punkt tritt das Gefühl des Verlusts wieder auf? An welchem Punkt meint man, sich vor neuen Schmerzen schützen zu müssen? Und an welchem Punkt kehrt die alte Panzerung zurück?

Wir werden weich, indem wir die Welt mit weit geöffneten Augen betrachten. Wir werden weich für die Schmerzen, die wir mit anderen teilen. Wir werden weich, um zu heilen.

Viele Menschen berichten, dass sie diese Übung mehrmals täglich machen. Und ihr Tag wird dadurch besser. Einige Menschen beginnen den Tag, indem sie eine Viertelstunde oder länger diese Übung machen und dabei darauf achten, wie die zunehmende Weichheit im Körper ein erleichterndes Loslassen im Geist erzeugt.

Unsere Fähigkeit, weich zu bleiben und Dinge zu bewältigen, die uns zuvor überfordert haben, variiert stark. Wenn wir glauben, nicht bereit zu sein für die Trauer, ist das eine Form von Trauer. Wenn wir uns und dem Prozess misstrauen, glauben wir, mit der Trauer nicht arbeiten zu können. Wenn wir für diese Trauer weich werden, werden wir entdecken, dass wir auch dann nicht hilflos sind, wenn wir uns hoffnungslos fühlen.

Mit diesem Weichwerden beginnt ein Loslassen, das den Geist befreit, um das Herz zu öffnen.

Wir halten unseren unbeachteten Kummer im Bauch gefangen und lagern ihn angstvoll im Muskelgewebe. Unser Widerstand gegen das Leben und unsere Ungeduld mit uns selbst macht den Bauch hart. Die Atmung wird flach. Lassen wir die Muskeln und die uralten Spannungen los, an die wir uns klammern, als hinge unser Leben davon ab, so gelangen wir zu einer tieferen Atmung und dem Leben selbst.

Wenn wir im Verlauf des Tages immer wieder den Bauch weich werden lassen können, dann werden wir entspannter und unsere innere Liebe kann natürlich und ungehindert fließen wie die Atmung.

Diese Erfahrung zeigt, welche Auswirkungen Mitgefühl mit uns selbst auf unsere Wirklichkeit hat.

Hier eröffnet sich ein Raum zum Leben und Wachsen, so wie es unsere Natur zulässt. Es ist der Raum, in dem wir das Urteil loslassen können, demzufolge wir irgendwie unvollkommen sind. Es ist der Raum, in dem mit jedem Atemzug Gnade in das barmherzige und mitfühlende Herz gesendet wird.

5

Sammelbecken der Trauer

Verluste stauen sich in einem Sammelbecken des Kummers. In ihm sammelt sich alles, was wir je verloren haben, alles, was trotz unserer Liebe gestorben ist, alles, was wir je zu sein hofften, alle Enttäuschung und Verzweiflung, die wir in unserem Leben begraben haben. Die Orte in uns, die durch Verluste ausgehöhlt wurden, füllen sich langsam mit Trauer.

Unbewältigte Trauer zeigt sich in einer Verhärtung im Bauch, einem Kloß im Hals, der „uns erstickt", einem Felsbrocken, der vor den Eingang des Herzens gerollt wurde, um eine Wiederauferstehung zu verhindern. Unsere Hoffnung ist verwundet. Wir alle schwimmen in diesem Becken unverarbeiteter Trauer und können unseren Kopf oft kaum über der Oberfläche halten. Dabei kämpfen wir gegen ständig wechselnde Unterströmungen, wie die Schmerzen über den Tod einer geliebten Person. Und manchmal werden wir beinahe heruntergezogen, weil wir uns schon so lange vom Leben zurückgezogen haben.

Es heißt, in jedem Verlust liege die Gelegenheit, alle Verluste des Lebens wahrzunehmen und zu heilen. Je tiefer der Verlust, desto größer sei die Gelegenheit zur Heilung. Indem wir uns für die kleinen Verluste und kleinen Tode und Traurigkeiten öffnen, schaffen wir Raum für die größeren Sorgen und größeren Verluste. Denn wir wenden uns dabei dem Leben zu. Oft jedoch scheinen alle Traurigkeiten, aller Kummer unentwirrbar verknäult zu sein.

Jim fühlte sich seit Langem elend und hatte keine Freude mehr am Leben. Er war im Netz der Trauer gefangen und sagte:

„Ich glaube nicht, dass ich mich mit irgendetwas von dem beschäftige, was mir während der letzten 40 Jahre geschehen ist. Meine Eltern haben sich getrennt, als ich zehn war. Mein jüngerer Bruder ist gestorben, als ich 17 war. Meine Schwester ist gestorben, als ich fünf war. Ich glaube, ich sollte auf sie aufpassen, aber ich habe es nicht getan und sie starb.

Ich glaube, das hat mich alles so mitgenommen, dass ich nichts richtig fühle. Und ich fühle mich schlecht, weil ich mich nicht schlechter fühle. Manchmal beneide ich Menschen, die ihre Trauer durchleben, ihre guten und ihre schlechten Tage.

Ich habe die Methode ausprobiert, meinen Schmerzen mit Liebe zu begegnen, aber das klappt nie, weil ich meine Liebe genauso wenig finden kann wie meine Schmerzen. Dann habe ich versucht, mich an die Liebe zu erinnern. Das brachte mich auf den Gedanken, dass die Liebe, die ich in mir nicht finden konnte, vielleicht in meinen Schmerzen stecken könnte.

Ich glaube, ich musste meine Liebe vor vielen Jahren verstecken. Ich habe sie in diese Schmerzen gesteckt und dort versteckt sie sich irgendwo. Sie ist durch die Schmerzen geschützt."

Wenn wir im Sammelbecken des Kummers treiben, müssen wir uns manchmal betäubenden Schmerzen ausliefern, um wieder ans Ufer zu kommen, müssen uns den Schmerzen widmen, statt ihnen Widerstand zu leisten. Wenn wir wahrnehmen, wie das Herz buchstäblich schmerzt, um frei zu werden, beginnen wir zu spüren, wie es sein könnte, sich und dem eigenen Schmerz nicht angstvoll zu begegnen, sondern freundlich.

Die Erde ist voller Trauer. Wir drohen ständig, in den Verlust abzurutschen. Doch auch in der tiefsten Trauer gibt es keine absolut neuen Empfindungen: Schuld, Angst, Wut, Reue, Verwirrung, das Gefühl der Verlassenheit – nichts davon ist neu. Auch die Isolation ist nichts Neues. Wir kennen sie aus unserem Leben. Sie ist die Folge eines planlosen Prozesses: Wir werden dazu sozialisiert, uns die Maske einer „geachteten Persönlichkeit" aufzusetzen. Doch die meisten reiben sich an ihr auf, an ihrer Suche nach ihrem Platz in einem zusammenhängenden Universum, ihrem Versuch, dieser Kälte zu entfliehen.

In den periodischen „Eiszeiten", in denen Angst und unbewältigte Trauer den Geist überschatten, meint man gelegentlich, Eiseskälte, die alles ablehnende Depression, sei die einzig angemessene Reaktion – der Rückzug vom Leben ehre die Toten. In diesen Zeiten des Zweifels leiden wir unter einer verwirrenden Unsicherheit, und wir fragen uns: „Ist überhaupt irgendetwas wirklich?" Wenn kein mentales Konstrukt unseres Selbst oder der Welt uns zufriedenstellt, können wir uns immer noch mit allem verfügbaren Mitgefühl dem Schmerz zuwenden und eine tiefere Wahrheit entdecken. Bringt man den Gletscher zum Schmelzen, stößt man auf einen Bach, der zu dem führt, was buddhistische Mönche als Ozean des Mitleids bezeichnen. Wenn, mit den Worten Thomas Mertons, „das Gebet unmöglich und das Herz zu Stein" geworden ist, enthüllt sich die wahre Natur des Gebets und des Strebens nach Einheit, indem man sich dem Herzen überlässt.

Wenn wir aus dem Eis auftauchen, wird das ungenutzte Potential des Herzens sichtbar. Mitfühlende Bewusstheit wärmt Geist und Körper und erweckt uns wieder zum Leben. Wir überlassen uns einfach den entstehenden Gefühlen, ohne sie kontrollieren zu wollen. Der Widerstand ist die Hölle. Können wir in diesem Moment mitfühlend sein, stärken wir die Möglichkeit und sogar die Tendenz, auch dem nächsten Augenblick mitfühlend zu begegnen. Wenn wir aber in diesem Moment unserem Schmerz – „drei Mal vor dem Morgengrauen" – das gebührende Mitgefühl verweigern, wie können wir den Felsblock vor der Höhlenöffnung wegrollen? Wie können wir die Hindernisse vom Eingang zu unserem Herzen entfernen? Wie können wir einen einzigen klaren Atemzug machen?

6

Wenn das Vertrauen ins Leben verloren ist

Im Sammelbecken der Trauer kann man das andere Ufer aus den Augen verlieren – und sogar die Hoffnung darauf, dass es ein anderes Ufer gibt.

Einer der wichtigsten Gegenspieler des Vertrauens ist der Schock, den unser System erfährt, wenn es mit einem unerwarteten Verlust konfrontiert wird. Je unerwarteter die Wunde ist, desto länger dauert es meistens, Frieden zu finden.

Eine Frau, die beim Bombenanschlag auf das Federal Building in Oklahoma City ihren Mann verlor, verglich ihr Herz im Nachhinein mit dem „zur Hälfte verschwundenen Gebäude".

Ein Verlust kann plötzlich in vielen Formen auftreten: es kann eine unerwartete Diagnose sein oder die nachlassende Energie im Alter, es kann die durch Krankheit verringerte Vitalität sein, durch familiäre physische, emotionale oder sexuelle Gewalt verursachte Fühllosigkeit oder Herzensenge.

Traumata lassen sich nicht klassifizieren oder in einer Skala von leicht bis schwer darstellen. Ein Einbruch, ein Überfall, der Betrug oder das Verlassenwerden durch eine geliebte Person, eine Vergewaltigung oder der Tod eines Kindes zerreißt unsere Sicherheitsnetze.

Die einen haben durch ein Erdbeben oder einen Brand einen Verlust erfahren, andere durch einen Betrug und den Verlust ihres Ersparten. Arbeitsplätze sind unsicher, unser Einkommen schrumpft, und schnell fühlt man sich wie eine Figur in einem Spiel, das von anderen gespielt wird. Hilflosigkeit erzeugt Wut, die als Treibgut im Sammelbecken der Verluste schwimmt. Das Herz ist voll von Angst und Enttäuschung. Eine sich ständig verändernde Welt erzeugt ein Gefühl großer Verunsicherung. Das Konto unseres Lebens scheint weit überzogen zu sein.

Einige Menschen betrauern die Abwesenheit einer geliebten Person, andere den Verlust von Sicherheit oder von Vertrauen in einen unsicher gewordenen Lebensweg. Wir trauen den künftigen Ereignissen nicht. Wir haben den Eindruck, bei jedem Schritt zuerst den Boden unter unseren Füßen prüfen zu müssen.

Der gepanzerte Schmerz führt dazu, dass wir zu uns selbst auf Distanz gehen und außerhalb unseres Körpers leben. Die Panzerung und der Schmerz werden so intensiv, dass wir meinen, unser Herz könne platzen. Dies wahrzunehmen, ist der Beginn. Die Heilung kann körperlich und geistig sehr schmerzhaft sein, aber sie bestätigt unsere Fähigkeit, das Schlimmste überstehen zu können. Wir finden sogar heraus, dass unser Herz im Laufe der Zeit der Unbarmherzigkeit anderer mit Barmherzigkeit und Mitgefühl begegnen kann.

Wir sind alle der Unbeständigkeit ausgesetzt. Unkontrollierbarer Wandel wischt das Vergangene hinweg. Misstrauen schränkt jedoch unsere Zukunft ein. Wenn wir uns von der kalten Gleichgültigkeit bestimmen lassen, die Jung und Alt, Kranke und Arme, Tiere und den gemeinsamen Planeten vernichtet, entsteht eine Hoffnungslosigkeit, die das Vertrauen betäubt.

Einige Menschen verlieren bald nach der Geburt das Vertrauen in die Welt, weil sie krank werden, Missbrauch erleiden oder einen in der Familie nicht offen besprochenen Tod von Geschwistern oder Eltern emotional nicht verarbeiten. Einige Menschen verlieren das Vertrauen, weil sie von anderen ausgelacht oder von Bezugspersonen vernachlässigt werden. Viele verlieren das Vertrauen, weil sie von denen, denen sie am meisten vertrauten, im Stich gelassen wurden.

Missbrauch lässt alles unsicher erscheinen. Eine seiner verheerendsten Folgen ist, dass er gerade das Vertrauen untergräbt, das uns für Liebe und Heilung empfänglich macht. Wenn man diesen Kummer nicht bewältigt, kann er das ganze Leben lang fortbestehen.

Wenn man das Vertrauen ins Leben verloren hat, kann es keine schnelle Heilung geben. Doch zumindest ein Teil des Misstrauens kann sich in etwas Schöneres und Befreienderes verwandeln, wenn wir uns dem Schmerz eine Zeit lang mitfühlend zuwenden.

Die Verarbeitung von Trauer und Kummer: das ist ein Prozess, der viele Formen annehmen kann. Meditationen und bestimmte Techniken – wie beispielsweise Übungen der Vergebung und der Sprache des Herzens das Ansprechen des jeweiligen Schmerzpunktes, um ihn in den Berührungspunkt des Herzens umzuwandeln – können hilfreich sein. Doch es gibt auch so etwas wie eine Intuition, die uns die Heilung zeigt, eine ruhige und leise innere Stimme, die uns zur Ganzheitlichkeit leitet.

Misstrauen wir dieser Intuition oder der Fähigkeit zur Imagination, so fällt es uns schwerer zu vergeben oder die „unerledigten Dinge“ zu erledigen. Ich habe viele Rituale und Imaginationen gesehen, bei denen es darum ging, das Vertrauen wiederzugewinnen. Ein extremer Fall ist mir in starker Erinnerung: Eine Frau, die als Kind von ihrem Vater missbraucht worden war und sich trotz jahrelanger Therapie immer noch stark verletzt fühlte, machte nach seinem Tod 30 große Fotoabzüge von seinem Gesicht und tapezierte damit eine ganze Wand. Wochenlang zerstörte sie diese Bilder, bis ihr Weinen, das Zerreißen und das Schwarzanmalen von Augen und Mund langsam abebbten. Schließlich begann sie, mit Kreide, wie ein kleines Kind, Strichmännchen von einer Familie und einem Haus zu malen und vom Vater, der sich im Laufe der Zeit langsam an die Familie annäherte. Sie erzählte, dass sie ihn nach einer Weile nicht mehr attackierte, sondern sich selbst laut vorzusingen begann. Das Lied handelte von ihr, wie sie ihre Wut ihrem Vater gegenüber als völlig vernünftig akzeptierte und überhaupt nicht als Hindernis für die Möglichkeiten ihres „neuen Herzens", das sich ihr langsam in den Tiefen von ehemals verweigerter Selbstakzeptanz zeigte. Später sagte sie:

„Der Monat hat eine Wende herbeigeführt. Es war eine Zeit der Heilung. Ich musste mir zuerst selbst vergeben, weil ich dem, was ich fühlte, nicht geglaubt hatte, und ich musste erkennen, dass meine Scham eigentlich die einer anderen Person war.

Und ich weinte an seinem Grab. Ich weiß nicht einmal warum. Vielleicht beweinte ich etwas, was ich nie besessen hatte. Also begann ich, diesem vom Alkohol vergifteten Gehirn zu vergeben, das seinen Schmerz nicht kontrollieren konnte und alle in seiner Umgebung mit hineinzog. Es ermahnte mich, freundlicher zu sein und weniger Unheil anzurichten."

Vertrauen gehört zu den ersten Dingen, die verschwinden, und zu den letzten, die zurückkehren.

Vertrauen kommt so langsam zurück wie ein verängstigtes Kind in ein dunkles Zimmer. Es kehrt schrittweise zurück, wenn wir uns in der Lage fühlen, uns unseren Wunden achtsamer und liebevoller zuzuwenden. Wenn wir erkennen, wie Angst die Dämonen hervorruft, die über uns herfallen, können wir die Angst in ihre Bestandteile zerlegen und sie von Augenblick zu Augenblick mit einem Wohlwollen betrachten, das uns von ganzem Herzen Freiheit wünscht. Wir werden dann feststellen, dass Angst oder sogar Misstrauen heilbar sind. Wir müssen unserem Misstrauen so weit vertrauen, dass wir ihm mit jener Barmherzigkeit begegnen können, die ihm fehlt und die es braucht.

Soll das Vertrauen zurückkehren, muss es allerdings die Vorstellung loslassen, dass wir unser Leben unter Kontrolle haben müssen und dass wir fehlerhaft sind, wenn wir es nicht schaffen. Es gilt darum, dem Prozess der Heilung zu vertrauen, um unser Herz dem Unbekannten zu öffnen. Diese Entwicklung verläuft unvorhersehbar. Doch gerade dann können wir alles, was auch immer kommen mag, mitfühlend betrachten. Wir müssen wissen, dass in unserem Herzen für all das Platz ist.

Barmherzigkeit bricht alle Regeln.

Einige der besten Therapeuten und Pfleger, die ich kenne, lernten die Lektionen der Liebe durch eine lieblose Kindheit; es waren furchtbare, herzzerreißende Lektionen wie auch die wunderbaren Lektionen, die das Herz schließlich geheilt haben.

Vertrauen kehrt in einem Prozess erfolgreicher Selbsterkenntnis zurück, möglicherweise durch spirituelles Wachstum. Es kehrt auch zurück, wenn man lange genug geliebt wurde, um sich geliebt zu fühlen.

Es wäre natürlich töricht, wenn man künftig ein „blindes Vertrauen" in die Zukunft setzen würde, doch wir können der Arbeit an uns selbst Vertrauen schenken. Vertrauen erwächst, wenn man plötzlich etwas versteht, ohne Worte. Es entsteht aber auch durch harte Arbeit, durch die vielleicht härteste Arbeit, die es gibt: sich von dem eigenen Leid zu lösen. Vertrauen erwächst aus der unerwarteten, zunächst mit Misstrauen beäugten Wirkung schrittweiser Vergebung, die unsere Last leichter werden lässt. Sie entsteht aus der Übung der Barmherzigkeit und des Mitgefühls und der allmählich wachsenden Achtsamkeit. Wir entdecken, dass wir fähig sind, uns mit dem Schmerz zu identifizieren, statt einfach nur unter ihm zu leiden. Wenn wir ein größeres Vertrauen zu uns selbst entdecken, wirkt dies als Gegengewicht zu dem verlorenen Vertrauen in die Welt.

In unserem Geist existiert sowohl kalte Gleichgültigkeit für die Schmerzen anderer als auch Wärme für die, die sich in Schwierigkeiten befinden. Wenn man die physischen und psychologischen Schäden betrachtet, die Gewalt anrichtet, ist unsere Sorge um das Wohlergehen der anderen wie ein Fluss, der sich über ein Feuer ergießt.

Der Dalai Lama antwortete auf die Frage, welchen Nutzen all der Schmerz auf dieser Welt habe: „Ohne Schmerz gäbe es keine Mitgefühl."

In einer Reihe von Träumen, die ich hatte, sah ich mich als Opfer furchtbarer Misshandlung, bis ich dann feststellte, dass ich selbst der Misshandelnde war. Zuerst empfand ich wahnsinniges Selbstmitleid, später große Abscheu. Als ich tiefer in mich hineinsah, kam Mitleid für beide Empfindungen in mir hoch: ein Gleichgewicht, das auf der einen Seite die selbstgerechte Rache und auf der anderen Seite das fast schon selbstzerstörerische Schuldgefühl linderte. Als der Schock darüber, beides zu sein, der Misshandelnde und der Missbrauchte, sich legte, kehrte über dem Schlachtfeld Ruhe ein und es gab ein Friedensangebot.

Schritt für Schritt können wir mithilfe von Mitgefühl und Bewusstheit wieder ins Leben zurückkehren – nicht in unser altes Leben, sondern in ein neues.

7
Der Sinn des Lebens

Bedeutung und Sinn des Lebens ändern sich, wenn wir mit Verlust konfrontiert werden. Auf der Suche nach dem Sinn und Zweck irren wir ziel- und fassungslos umher. Was gestern noch alltäglich war, ist heute kostbar geworden, und was gestern noch kostbar war, scheint langweilig und glanzlos. Was wir früher mochten, ist uninteressant, aber was wir einmal liebten, ist jetzt unser Ein und Alles geworden.

Es gibt ein empfindliches Gleichgewicht, das wir beachten müssen, wenn wir den Sinn eines Ereignisses oder Bewusstseinszustands suchen: Viele Menschen verwechseln die *Suche nach Sinn* mit der Suche nach einem *Grund,* der es uns erlaubt, mit dem Finger auf einen Schuldigen zu zeigen.

Sinn hat unterschiedliche Qualitäten und Eigenschaften. Er verleiht den Ereignissen sowie auch ihren Ursachen Bedeutung. Sinn ist der Versuch, die bittersüße Welt zu entziffern, dem zufällig wirkenden Chaos eine Bedeutung oder Ordnung zu geben. Er bindet Unzusammenhängendes zusammen.

Ohne Sinn hat das Leben keine Richtung. Wir verirren uns zu den Sternen, die uns eine annehmbare Zukunft vorhersagen sollen. Der Geist sucht einen *Grund* (eine Ursache, eine Schuld), damit das Herz einen *Sinn* (der jenen verständlich macht) findet. Wir suchen nach der kosmischen Fügung, die alles interpretiert und uns bestätigt, dass alles einen Sinn hat.

Viele Menschen definieren ihren Verlust neu, um Sinn zu finden und mit dem Verlust „abzuschließen". Viele glauben, dass man endgültig mit der Trauer abschließen kann. In Wahrheit aber geht es darum, die Ebene zu ändern, auf der der Verlust erfahren wird: Das Loslassen wird in das Seinlassen geöffnet, der Schmerz in das Herz integriert. Man schließt Frieden mit dem Verlust. Der Begriff Abschluss wird oft von Überlebenden von Gewaltverbrechen gebraucht, wenn der Gegner bestraft wurde. Er bezeichnet eine Ebene, auf dem unbewältigte Dinge zu einem Abschluss gekommen sind. Jedoch empfinden viele Menschen die Wunde nicht so deutlich und brauchen vielleicht mehr als einen *Sinn*.

Ein mit mir befreundeter Psychotherapeut sprach von seiner Arbeit mit Menschen, die von Trauer oder Krisen betroffen sind, und von deren Versuchen, „ihr Leben zu entschlüsseln". Er versuchte, ihnen zu helfen, in ihrer Situation einen Sinn zu sehen, und es gelang ihm, ihnen bis zu einem gewissen Punkt zu helfen, den Verlust zu akzeptieren. Doch als er merkte, dass sie auch nach einer übersinnlichen Bedeutung suchten, stieg er an diesem Punkt aus. Er meinte, es würde sie eher heilen, sich dem Schmerz direkt zuzuwenden.

Das Verhandeln mit dem Schmerz und die Suche nach einer übersinnlichen Bedeutung mögen im Augenblick zwar tröstlich wirken, in Wahrheit verzögern sie jedoch den Heilungsprozess und verstärken das Leiden. Man bleibt stecken. Er sagte, dass die Suche nach einem solchen Sinn soweit in Ordnung sei, aber sie könne den Menschen nicht von seinem Leiden befreien. Er betonte eine mitfühlende Bewusstheit, die vor allem Wissen liegt. Sie weise auf „einen tieferen Sinn" hin, auf die Offenheit des „Nichtwissens" und auf die Einfachheit des Geistes. Diese Haltung sei bei der Suche nach unserem wahren Ich, d. h. nach unserer „wahren Heilung", notwendig. Das Durcheinander von Wissen, vorgefassten Meinungen und Annahmen hindere den Verstand, sich selbst auf einem tieferen und verlässlicheren Niveau kennenzulernen. Es halte unseren Geist von einer Wahrheit ab, sagte mein Freund, die uns erst aufreißt und uns dann wieder zu stärkeren, liebevolleren Menschen zusammenschließt – zu Menschen, die fähig sind, all dem, was für „Realität" gehalten wird, zu trotzen und es dennoch willkommen zu heißen.

Wenn wir unter einem Verlust leiden, fragen wir uns nach dem Sinn unserer Geburt und unseres Todes. Wir wollen die Antwort unbedingt von einer übernatürlichen Macht erhalten. Es ist jedoch schwierig, sie von dieser Perspektive aus zu entdecken. Der Sinn des Lebens liegt in uns selbst. Und er entsteht immer durch die Liebe: die Liebe zu anderen, die Liebe zur Arbeit, die Liebe zu Gott, die Liebe zur Pilgerreise ins Herz, die Liebe zur Kunst, sich selbst zu erkennen. Oft erscheint die Welt dann am sinnlosesten, wenn die Liebe fehlt.

Das Leben erschiene uns wertlos, wenn es keinen tieferen Sinn hätte. Doch der Sinn das Leben ist ja gerade der Sinn, den wir ihm verleihen – das Streben, unser Sein als Gesamtes zu erkennen. Irgendwo von oben wird das Geheimnis, warum wir uns oft so schlecht fühlen, jedenfalls nicht gelüftet werden.

Im Laufe des Lebens trägt die Frage „Wer bin ich, und was mache ich hier?" Schicht um Schicht dessen ab, was uns selbstverständlich scheint. Darunter kommt das zum Vorschein, was uns bei unserer Geburt mitgegeben wurde:

das Potential, jenseits unseres normalen und außergewöhnlichen Leidens etwas zu entdecken, wofür es sich zu leben lohnt, den Frieden und das Mitgefühl, die den Kern des Seins ausmachen.

Martin dachte, dass sein Leben seinen Mittelpunkt verloren hätte und nichts mehr Sinn machen würde. Er sagte:

„Ich erinnere mich an den Mathematikunterricht im Gymnasium, bei dem es um Grenzen ging. Ich denke, ich habe mit dem Tod meines Sohnes die theoretische Grenze meines Schmerzes erreicht. Es war der größte Schmerz, den ich ertragen und dabei immer noch am Leben bleiben konnte. Einem Leben, das früher so reich gewesen war, wurde jeder Sinn entzogen.

Ich habe viel Zeit mit Gebeten und Meditation verbracht. Es war das Einzige, was groß genug war für diese Sehnsucht nach meinem Sohn und für all die Verwirrung, die damit hochkam. Ich wusste nicht, was all das zu bedeuten hatte oder was ich all nächstes tun sollte, und ich wollte mich nicht wirklich umbringen, also ließ ich mich in diese Unwissenheit fallen."

Wie wir uns dem Nichtwissen, was als nächstes kommen mag, annähern: das ist es, was unserem Leben Sinn verleiht.

Wenn wir uns aus ganzem Herzen unserer Unwissenheit überlassen und, wie es die Meditationsschüler nennen, „den Geist nicht kennen", wenn wir im Bewusstseinsstrom nichts verurteilen und uns an nichts klammern, sondern ihn einfach ungehindert fließen lassen, erwächst eine Offenheit und ein Fassungsvermögen für eine immer tiefere Wahrheit aus einer angeborenen unbekannten Weisheit. Wir meinen, die Wahrheit in ihrer Tiefe schon zu kennen, dennoch überwältigt uns ihre Klarheit und erzeugt Ehrfurcht und Dankbarkeit.

In dieser Stille – im Raum zwischen den Atemzügen, zwischen den Gedanken – erwächst plötzlich eine Erinnerung, von der man meint, man könne sie unmöglich vergessen haben. Mit jeder Faser unseres Seins wissen wir, dass Liebe die einzig rationale Handlung im Leben ist.

Dann kann auch ein „sinnlos erscheinender Verlust" eine sinnvolle *Veränderung* bewirken, auch wenn er immer noch genauso schmerzt. Die Veränderung muss, wie jeder evolutionäre Sprung, scheinbar unüberwindbare Gräben überspringen.

8
Die Abwesenheit Gottes

Die Suche nach Sinn rührt vom Verlust des Sinns her, der möglicherweise ein Verlust Gottes ist. Viele Menschen fühlen sich beim Verlust einer geliebten Person, als ob Gott sie verlassen hätte. Wütend auf Gott leiden sie dann an einem akuten oder chronischen Vertrauensverlust.

Einige meinen, dass wir in der Liebe Gott am nächsten kommen, ohne ihn gesucht zu haben. Wenn wir ein offenes Herz haben und uns Liebe begegnet, wirkt die Welt auf uns fast übernatürlich lebendig. Verdunkelt sich das Herz durch den Tod oder den Betrug einer geliebten Person, erscheint die Welt hingegen kalt und leblos.

Niemanden hassen wir mehr, als einen einst geliebten Menschen, der uns jedoch betrog. Während vieler Ehescheidungen werden die giftigsten Beschuldigungen oft von denen ausgesprochen, die einmal sehr verliebt waren. Wir können gegenüber Gott die gleichen Gefühle hegen. Wir verbannen ihn aus unserem Herzen, wenn wir den Eindruck bekommen, er habe ein uns gegebenes Versprechen nicht gehalten. Wir verfluchen die Unaufmerksamkeit und Vernachlässigung, die Gott unseren Bitten gegenüber scheinbar gezeigt hat.

Der enttäuschte Gläubige sagt zu Gott: „Mein Leben war immer hart. Nur einige Momente der Liebe haben mich am Leben erhalten. Ich kann Deinen Namen nicht aussprechen, ohne mich als Verstoßener zu fühlen."

Eine Liebe, die stärker ist als die Angst vor dem Tod

und die unserem Leben eine Zeit lang sehr viel Sinn gegeben hat, kann sich an ihrem Tiefpunkt mit der gleichen Intensität in Bitterkeit verwandeln. Und was einst so voller Sinn war, wirkt dann wie Einbildung.

„Gott ist tot", sagen wir, wenn das personale Selbst, wenn der Gedanke: „Ich bin dieser", mit seiner ganzen Wut und Selbstbesessenheit das universale Selbst, das Gefühl: „Ich bin jener", unterdrückt. Wenn sich dieser Mensch aber darin erinnert, dass er Teil eines viel größeren Ganzen ist, rückt Gott ins Blickfeld.

Gott ist nicht tot – wir sind es. Vor vielen Jahren hatte ich einen Lehrer, der zu sagen pflegte: „Du bist schon tot! Und das gilt auch für alle, die du liebst! Wie lange willst du noch damit warten, es ihnen zu sagen, sie zu umarmen und ihnen besser zuzuhören? Wovor hast du größere Angst als davor, dieses Herz zu verlieren, das du mit allem Seienden teilst?"

Die Gnade Gottes, die wir vielleicht nicht spüren, kann auch aus uns selbst kommen: wenn wir erkennen, mit wie viel Unbehagen wir oft alltägliche Dinge verrichten, wie ein kaum bestimmbares Leiden in jedem unserer Atemzüge verborgen ist. Erinnert uns das Herz jedoch daran, wie sehr sich unser Raum für Entfaltung vergrößert, je mehr Barmherzigkeit wir zeigen, dann beginnen wir, nach unserem wahren Selbst zu suchen. Wir unternehmen eine Pilgerreise, die Tage, Monate oder Jahre dauern und uns um die halbe Welt oder ins Zentrum des Universums führen kann. Von der Achtlosigkeit bis zur Erweckung, vom phlegmatischen Geist bis zur Klarheit des offenen Herzens, all diese Zustände erleben wir auf dem Weg zum Frieden, der jenseits des Verständlichen ist.

Diese Pilgerfahrt des Herzens kann uns nach Benares oder Lourdes, zur Kaaba oder nach Jerusalem, zu unserem

Lieblingsbaum in unserem Lieblingswald oder zur nächsten Kirche führen. Dort heißt man uns vielleicht willkommen wie jemanden, der zum ersten Mal kommt, für den sich die Welt verändert hat und der vielleicht gegen seinen Willen ein neuer Mensch geworden ist, oder wie jemanden, der bereit ist, einen Moment lang mit offenem Herzen sein großes, bisher nicht wahrgenommenes Leid zu erkennen. Ruhig verharrend, bemerken wir dann, wie unglaublich lebendig wir sind, dass der Tod verschwindet, aber Liebe und Dankbarkeit bleiben.

Es war ein herrlicher Tag in meinem Leben, als ich auf einem dieser Streifzüge durch die Felder mitfühlender Bewusstheit für mich selbst erkannte, dass Gott Liebe ist und dass weder die namenlose Entität, die wir als Gott bezeichnen, noch die unerkennbare Empfindung, die wir das Selbst nennen, tot sind. Und ich glaubte zu erkennen, dass sie es nie sein würden.

Manchmal fühlen wir uns auf der Pilgerfahrt durch unser Leiden, als würden wir „lebendig gehäutet", wie Craig es ausdrückte, nachdem seine junge Tochter ein Jahr zuvor an einem Herzinfarkt gestorben war. Er sagte, seit dem Verlust habe er sich immer gefühlt, als müsse er „in einer quälenden Abwesenheit Gottes" leben.

„An einem Punkt, in der schlimmsten Zeit, habe ich den Gipfel eines Berges erstiegen und das Universum angeschrien. Dann machte etwas klick. Der Abstieg war außerordentlich schön. Die Sonne schien strahlend, die Blätter glänzten und das Licht schien durch sie hindurch. Gott war überall.

Auf dem Weg nach unten traf ich einen Engel in Gestalt einer Frau. Als sie an mir vorbeiging, berührte sie meine Hand und sagte: ‚Behandele dein Herz sanft.'

Ich wusste nicht, wer sie war, aber in diesem Augenblick wusste ich, was ich zu tun hatte. Ich war so lange traurig und wütend gewesen und hatte darauf gewartet, mich zu finden.

In jenem Augenblick stellte sich ein Gefühl ein, das mich oft über Wasser gehalten hat, wenn die Tage lang wurden und ich mich wieder verloren fühlte. Es klingt nicht sehr beeindruckend, wenn ich es in Worte fasse, aber es lässt mein Herz erbeben und bedeutet mir alles. Ich fühlte: ‚Gott ist nie abwesend, nur wir sind es.' In den Momenten solcher Einsicht sitze ich dann da und zähle meine Atemzüge, um meinen Geist zu sammeln, oder ich gehe spazieren, um meinen Körper wieder aufmerksamer wahrzunehmen, oder ich wippe in einer ruhigen Ecke zum Rhythmus eines bestimmten Liedes, das mir heilig ist, bis ich ganz von ihm erfüllt bin und das Lied sich von selbst zu singen scheint, wie von den Lippen einer geliebten Person. Und das ist Es, so erscheint Gott als Liebe zu einem Fremden auf der anderen Seite des Gangs oder zu den Bewohnern eines brennenden Gebäudes in den Abendnachrichten oder zum Spiegelbild der armen Seele, die in den Schaufenstern auftaucht, wenn ich vorbeigehe."

Manchmal finden wir Gott sehr leicht. Manchmal gar nicht. Manchmal ist unser Herz wie die Sonne. Manchmal ist das Herz wie ein Stein. Diese Art von Verlust gehört zum schlimmsten Schmerz. Einige sagen, wir können Gott nie finden, sondern müssen warten, bis Gott uns findet. Wir sollen „ruhig sein und erkennen".

9
Wenn der Spiegel des Herzens zerbricht

Wenn wir eine Person lieben, wird sie zum Spiegel unseres Herzens. Sie zeigt uns den Ort in uns, an dem die Liebe wohnt, das heilige Prinzip. Wenn der Spiegel durch Tod oder Trennung zerbricht, fühlen wir uns, als sei die Liebe selbst gestorben.

Wir wissen vielleicht nicht einmal mehr, wie wir den nächsten Atemzug tun sollen. Wir leiden unter Traurigkeit und Verzweiflung, die uns wie Wellen überfluten. Das Einzige, was wir tun können, ist stillsitzen und den Atemzügen lauschen, Barmherzigkeit einatmen und Angst ausatmen. So entwickeln wir mit der Zeit Barmherzigkeit für uns selbst, um die Gewalt, die unsere Träume vergiftet, zu überwinden, um jede Barmherzigkeit und Vergebung, die zur Verfügung steht, einzuatmen und die Trauer auszuatmen.

Manchmal scheint das Ausatmen so lange zu dauern. Es ist so schwer, loszulassen!

Wenn wir einen geliebten Menschen verlieren, müssen wir uns zuerst von ihm losreißen. Zurück bleibt das Gefühl, jegliche Sicherheit verloren zu haben.

Auf den fluoreszierenden Krankenhauskorridoren, den sonnenbeschienenen Friedhöfen und während der endlosen Kondolenzbekundungen scheint keine der Erklärungen und keines der Gebete ausreichend. Das Gefühl, dass der geliebte Mensch jederzeit zur Tür hereinkommen könnte, bleibt bestehen. Alles erscheint so ungerecht, wenn er im Laufe der Monate und Jahre nicht da steht, wo er einmal stand, nicht das Wort ergreift, wo er es einst tat, nicht lacht, wenn wir es tun.

Eines Morgens, als ich meine Müslischale auswusch, bemerkte ich, dass sie auf einer Seite einen Sprung hatte. Das erinnerte mich an die Aussage eines buddhistischen Lehrmeisters: „Das Glas ist bereits zerbrochen." Und der Spiegel auch, dachte ich bei mir. Er sagte, dass das Kristallglas, das man ihm am Morgen gegeben hatte, zwar unendlich schön aussah und das Licht der Sonne so wundervoll einfing, die Unbeständigkeit ihm aber innewohne. Es war nur eine Frage der Zeit, bis die Schwerkraft es vom Tisch fallen lassen oder der unberechenbare Wind es vom Regal blasen und es wie zerbrochene Tonscherben verstreut vor seinen Füßen liegen würde. Auf dieselbe Art, wie „dieses Glas bereits zerbrochen ist", wird all das, was wir lieben, eines Tages zu Staub zerfallen. Doch die Liebe wird bleiben. Eine Liebe, die uns dazu auffordert, uns sowohl der Trauer, die vom Verlust eines geliebten Menschen bleibt, als auch den ungeliebten Teilen in uns mehr zuzuwenden.

Eine Frau, die meinte, außer dem Verlust ihres toten Mannes nichts fühlen zu können, bemerkte:

„All die heiligen Bücher, die ich gelesen hatte, schienen zu sagen, dass das himmlische Königreich in uns liege, dass ich unendlich glücklich werden würde, wenn ich zu meiner Buddha-Natur fände. Doch all die großen Dinge scheinen sich mir jetzt zu entziehen. Ich war seit Langem nicht mehr in der Lage, sie zu sehen.

Als ich in den letzten Monaten jedoch daran arbeitete, meinen Bauch weicher werden zu lassen, und versuchte, die Anspannung meines Herzens zu lösen, schien aller Schmerz in den Hintergrund zu treten. Nichts schmerzte mehr. Man bekommt einen flüchtigen Eindruck von der großen Stille.

Doch hinter der Trauer scheint etwas verborgen zu sein, der Wunsch in einem, sich wirklich besser zu fühlen und sogar anderen zu helfen, sich besser zu fühlen. Und ich fühlte mich etwas besser.

Aber um die Wahrheit zu sagen, ich wäre lieber bei Robert als bei Gott."

Wenn wir in einem Geschäft, das Spiegel verkauft, fragen würden, ob sie einen zerbrochenen Spiegel reparieren könnten, würden sie antworten, dass sich das nicht lohnte, dass sie den Spiegel wieder auffüllen und polieren müssten – und dort, wo der Bruch sei, eine kleine Welle entstehen würde, die die Reflektion irgendwie verfälschen würde. Sie würden uns raten, einen neuen Spiegel zu kaufen. Bei Trauernden ist jedoch die Seele der Spiegel, sie können sich ihrer nicht einfach entledigen.

Doch wenn wir die Bruchstellen des Seelenspiegels betrachten und die Risse auf der Oberfläche regelmäßig nachzeichnen, vielleicht in einem Trauertagebuch, können wir damit beginnen, unsere verzerrte Sicht auf die Welt mit Barmherzigkeit und Mitgefühl zu glätten. Schriftlich zu fixieren, was in unserem Herzen vorgeht, bedeutet, unsere Wahrnehmung von Bindung und Trennung ständig zu verfeinern. Wir können mit der Reparatur unseres Spiegels beginnen.

Manchmal schreiben wir, um eine Verbindung zwischen Geist und Herz herzustellen. Wir werden dabei offener für neue Einsichten und lassen uns spontan von einer „kleinen leisen Stimme in uns" führen. Dies kann zu einer täglichen Übung der Selbsterkenntnis und des eigenen Ausdrucks werden. Die Bereitschaft, unser Leiden zu erkunden und herauszufinden, welche Wege es gewöhnlich einschlägt, bewegt den Stift und lässt uns die richtigen

Worte finden. Wir stellen immer wieder fest, dass sich das Tagebuch von selbst schreibt, wenn wir es nur ansatzweise zulassen. Beispielsweise auf dem Weg zur Arbeit oder zu einem Treffen mit Freunden machen wir uns Gedanken – fast schon Inspirationen – über das, was wir beim nächsten Mal in unser Buch eintragen könnten. Und diese Gedanken, was wir fühlen und wie wir es am besten ausdrücken könnten, geben eine tiefere Einsicht – in die Entfaltung unseres „Seins" und unsere natürliche Entwicklung.

Anna, die gerade in ein befreiteres Leben zurückgekehrt war, sagte:

„Ich ging an den Ort, an dem mein Sohn ertrunken ist, und stand da mit einer Freundin. Sie sagte zu mir: ‚Los. Ich werde dir ein Tagebuch kaufen und du schreibst.' Ich sagte: ‚Nein', und begann zu weinen. Ich könne nicht schreiben. Ich hatte nie ein Tagebuch geführt. Und dann, eines Tages im letzten Winter, als mein Sohn ungefähr sechs Monate tot war, begann ich doch zu schreiben. Und es wurde eine Art automatisches Schreiben. Es kam einfach heraus."

Vielleicht kommt für jeden Trauernden die Zeit, ein Trauertagebuch zu führen. Indem wir die Trauer und Zweifel niederschreiben, tragen uns die Worte über die Zeit hinaus, in der der Geist sich dem Herzen zuwendet und die Angst um Gnade bittet. Wenn man in ein Trauertagebuch schreibt, verbindet man in diesem einen Augenblick die Vergangenheit und die Zukunft. Öffnen wir in zehn Jahren unsere Trauertagebücher wieder, erwartet uns dieselbe Heilung. Während wir die Stationen unseres Lebens rekapitulieren, sehen wir in ihnen einen Prozess – all diese Gefühle sind bereits vorher schon in uns entstanden, aber jedes Mal haben wir sie leichter bewältigt und wurden weniger stark von ihnen beherrscht.

Wenn wir die Passagen erneut lesen, verlieren wir uns weniger in ihrem Inhalt. Wir achten weniger darauf, was sie sagen. Stattdessen betrachten wir die schmerzenden Gedanken eher als Teil eines Prozesses: die Wut als gehemmten Wunsch, die Angst als Kontrollverlust, den Zweifel als aufgewühltes Misstrauen. Bewusstseinszustände kommen ohne Einladung. Sie treten von selbst auf. Sie folgen dem Anführer, dem stärksten entstehenden Gefühl.

Ondrea und ich kennen zahlreiche Menschen, die auch andere Zustände als Trauer schriftlich aufzeichnen. Sie führen Wuttagebücher. Sie wollen sich unbedingt heilen, sodass sie nichts unversucht lassen. Auch wenn es närrisch oder sogar irrational sein mag, sie schreiben in jedem Bewusstseinszustand einfach weiter.

Eine weitere Erkenntnis, die wir beim erneuten Lesen der Tagebücher gewinnen, ist die, dass man sich Traurigkeit auch einbilden kann: Wir erkennen, dass das Beharren darauf, wir seien noch nie so traurig gewesen, eine Täuschung ist. Wir entdecken, bereits früher einmal in dieser Gemütsverfassung gewesen zu sein.

Schmerzvolle Bewusstseinszustände geben uns ständig falsche Informationen darüber, was wir mit ihnen anfangen sollen: „Schieb' mich zur Seite! Renn' um dein Leben!" Folgen wir ihrem Rat, werden diese Phasen jedoch nur noch stärker.

Ein innerer Drang hält uns fest und lässt uns glauben, dass es nie aufhören wird: „Ich muss diese Stimmungen loswerden." In gewisser Weise begleitet uns der Kummer das ganze Leben lang und schränkt uns ein, oder aber: Wir öffnen uns für ihn, sodass wir nicht nur unseren Schmerz in uns aufnehmen, sondern auch den Schmerz, den wir mit allen Menschen teilen – ein Leben in die

Ecke gekauert oder empfänglich für Liebe und Heilung, das ist unsere Entscheidung.

Ein Trauertagebuch ist ein Hilfsmittel, um den Weg durch die gegenwärtige Dunkelheit zu finden. Wenn wir es noch einmal lesen, kann es ein Kompass sein, der uns frühere Fallen zeigt. Wir kennen das Gelände dann etwas besser und verirren uns nicht so leicht.

Es ist nicht nur unsere ganz persönliche Seele, die für all dieses Leid verantwortlich ist, sondern auch etwas, das in der Natur der Seele selbst liegt. Wir sehen das, wenn wir unser Spiegelbild aufmerksam betrachten. Wir verfügen über eine unwillentliche Verbindung mit dem Schmerz. Je mehr wir versuchen, sie zu beseitigen, umso stärker wird sie. Leider ist das ein natürlicher Bestandteil unserer falsch verstandenen Identität, die wir als Ich oder Ego bezeichnen – des Teils von uns, der, wenn er nicht vollständig erkundet wird, in den relativ oberflächlichen, aber äußerst schmerzhaften Schichten von Gedanken und Emotionen kaum mehr als sich selbst findet. Dieser Teil unseres Gehirns nutzt den Schmerz schon lange, um sich lebendig und wirklich zu fühlen. Dies scheint eine Zwickmühle zu sein, doch wenn wir diesen schmerzvollen Tendenzen befreiende Aufmerksamkeit und eine immer freiere Wahrnehmung entgegenbringen, machen wir das, was Buddha als „die innere Arbeit, die getan werden muss“ bezeichnet hat.

10
Ein böser Traum

Viele Menschen erfahren die ersten Phasen akuter Trauer – insbesondere, wenn sie von einem unerwarteten Verlust oder einem plötzlichen medizinischen Misserfolg, einem Unfall oder von Gewalt ausgelöst wird – wie einen bösen Traum. Die Trauer hat etwas Unwirkliches. Der Schock sprengt das mentale Gebäude unseres Lebens. Wir können kaum sagen, was wirklich ist, wir brauchen eine Zeit lang, um uns an die neue Wirklichkeit zu gewöhnen.

Ein Beispiel ist die Geschichte einer eingestürzten Betonbrücke, unter der eine Mutter mit ihrem sechsjährigen Sohn mehrere Stunden lang begraben war. Alle paar Minuten fragte er sie, ob es ein Traum sei.

Mark ging es während der Schockphase nach dem Tod seiner Frau ähnlich:

„In der letzten Zeit war mein Leben wie ein Traum, in dem ich mit meiner Frau sprach, die vor Kurzem gestorben war. Die Gespräche gefielen mir so, doch zu meiner Enttäuschung musste ich jedes Mal feststellen: ‚Das ist ein Traum.'

Ich wachte auf, drehte mich zu ihr und begann, ihr von meinem Traum zu erzählen, bis ich erkannte, dass ich immer noch träumte. Wieder tauchte ich auf, aber diesmal verließ ich das Bett, um sicherzustellen, dass ich nicht wieder einschlief. Dann lachte ich mit ihr und erzählte ihr, wie ich geglaubt hatte, wach zu sein, aber in Wahrheit immer noch träumte – und dann stellte ich fest, dass ich immer noch träumte.

Es wurde so schlimm, dass ich nicht wusste, ob ich wach war oder nicht.

Ich sagte zu mir: ‚Das ist kein Traum!', aber ich war mir nie ganz sicher, ob das stimmte … und nie ganz sicher, ob sie wirklich tot war."

Einige spirituelle Lehrer sagen, wir würden aus einem Traum geweckt, wenn unsere Erwartungen in Frage gestellt werden. Wir wachen mit einem Schreck auf und können die Vergangenheit erst einmal nicht von der Gegenwart unterscheiden.

Einem alten Glauben zufolge kann das zu plötzliche Aufwecken einem Schlafwandler einen derartigen Schreck einjagen, dass er einen Schaden davonträgt. Genauso ist es in der Situation, aus einem Traum geweckt feststellen zu müssen, dass die Dinge anders sind, als sie uns schienen. Auch Trauer ist ein Traum, aus dem wir langsam erwachen müssen.

Dieses schwierige Aufwachen wird oft als „Verleugnung" bezeichnet, weil man die schmerzvolle Wahrheit nicht akzeptieren will. Unter der Oberfläche entfaltet sich jedoch ein sehr dynamischer Zustand.

Gelegentlich erzählt uns jemand von einem Freund, der „aus der Verleugnung befreit" werden müsse, weil er den Schmerz nicht akzeptiert. Wir fragen uns, warum jemand einem anderen Menschen diese Pufferzone zerstören will, in der im Laufe der Zeit doch vieles selbst verarbeitet werden könnte. Einem Menschen die Möglichkeit zu nehmen, etwas zu verleugnen, bedeutet, ihm seine Würde zu nehmen. Die Verleugnung ist einer der grundlegendsten Überlebensmechanismen. Sie ist nicht plump.

Sie zerstreut sich, wenn Erkenntnis und Akzeptanz eintreten. In diesem Sinne kann man in der Verleugnung eine nicht ungewöhnliche frühe Reaktion auf schmerzvolle Ereignisse sehen und eine gesunde erste Antwort auf den Schmerz im natürlichen Entfaltungsprozess der Trauer. Irgendwann in unserer persönlichen Entwicklung war Verleugnung vielleicht die einzige Möglichkeit, die wir hatten. Sie kann Menschen, insbesondere Kinder, segnen und vor dem Sturm beschützen. An einem anderen Punkt unserer Entwicklung kann sie jedoch zu einem Hindernis werden. Sie wird zu einem Problem, wenn wir sie nicht überwinden können oder fortwährend als Betäubungsmittel benutzen.

Vielleicht gibt es keinen deutlicheren Ausdruck der Trauer als Betäubung. Wenn der Schmerz zu groß wird und das Nervensystem überfordert, schalten wir ab, als einen Kurzschluss zu riskieren.

Wo wir eine besonders empfindliche Region um den Schmerz herum erwarten würden, können wir möglicherweise feststellen, dass diese durch die Überlastung taub geworden ist. Einige Menschen beschreiben einen Verlust als so groß, dass der Schock sie betäubt hat. Sie haben zugemacht. Das gilt für einen Knochenbruch ebenso wie für ein gebrochenes Herz. Am Rand der Schmerzen, ob sie nun auf Trauer oder Migräne beruhen, werden wir unbewusst.

Wir sollten nach Orten suchen, die taub sind. Wir sollten die Verleugnung akzeptieren und ihr danken, da wir schaudernd erkennen, dass uns der tiefe Schmerz auf der Stelle versteinern würde, wenn wir die Verleugnung auf einmal beseitigen würden. Wenn uns nicht ein gewisses Maß an Verleugnung als Schutz vor der Wirklichkeit zur Verfügung stünde, würden wir uns nie in ein Auto oder ein Flugzeug setzen. Wir würden nie den Bürgersteig verlassen. Wir hätten keine Kinder. Wir würden uns vor Bungeejumping oder einer neuen Beziehung hüten, weil beide einfach zu gefährlich und unsicher sind. Unsere Verleugnung hält die Welt am Laufen.

In unseren Träumen leisten wir eine beträchtliche Arbeit. Wir können mit den geliebten Personen, die wir vor langer Zeit verloren haben, sprechen, sie festhalten oder loslassen. Wir können die lange nicht ausgedrückte oder nicht erwiderte Liebe wieder erwecken. Der Traum bietet uns eine weitere Gelegenheit, aus schläfrigen Angstzuständen aufzuwachen, eine weitere Gelegenheit, Dinge abzuschließen. Viele solcher Dinge sind bisher unabgeschlossen geblieben, weil wir zwanghaft, mechanisch handelten, aus einem halbbewussten Zustand heraus. Manchmal bedarf es eines Traumes, um auf sie aufmerksam zu machen.

11
Das Herz in der Hölle öffnen

Trauer fordert, dass wir unser Herz in der Hölle öffnen.

Wenn die Hoffnung verwundet ist und das Leben sich unserer Kontrolle entzieht, wenn uns Verwirrung und Bestürzung erstarren lassen, scheinen sich unsere Nervenenden zu entzünden und unser Gehirn scheint wie verhext.

Wenn die alten Fluchtwege vor dem Schmerz abgeschnitten sind und sich die Trauer nicht verleugnen lässt, bewegen wir uns wie ein Blinder durch ein Labyrinth und ertasten uns den Weg durch die Trauer langsam, gnädig und mit weichem Bauch. Wenn wir uns dem, wovon wir uns immer mit Angst, Vorurteilen, Zweifeln und Misstrauen zurückgezogen haben, mit Gnade und Barmherzigkeit nähern, erwächst die einmalige Chance, uns zu heilen.

Ist die Seele umgeben von dunkelster Nacht, wirkt es absurd zu sagen: „Mit der Trauer kann etwas Heilendes einhergehen." Sätze wie dieser scheinen angesichts eines vernichtenden Verlusts nicht mehr als gut gemeinter Unsinn zu sein. Sie sind nichts weiter als Klischees, die unberechenbare Gefühlsausbrüche unterdrücken sollen. In Wahrheit aber sind wir zu so tiefen Gefühlen gezwungen, die meist im Unterbewusstsein bleiben, wo viele unserer unproduktivsten Einstellungen und Motive entstehen. Nur so kann die Chance erwachsen, uns für unser Leben zu heilen – aus der Einsicht, dass wir unseren Schmerz den größten Teil unseres Lebens verdrängt haben. Wir wundern uns nicht mehr darüber, wie lange und vielfältig sich der unverarbeitete Kummer in Wut und Depression, Überempfindlichkeit und Taubheit geäußert hat.

Die Neigung, unseren Schmerz nicht wahrhaben zu wollen, degradiert uns und verwandelt unseren Schmerz in Leid. Wenn wir dem Schmerz mit Gnade und Aufmerksamkeit begegnen wollen, müssen wir ihm unser Herz öffnen.

Widerstand ist die Hölle. Ein Großteil des Widerstands gegen den Augenblick oder gegen das Leben selbst, dieser gefestigte Widerwille, Unangenehmes zu erfahren, kann als Härte im Bauch empfunden werden. Wenn wir wütend, verängstigt oder verwirrt sind, wird unser Bauch zu Beton. Sind wir hingegen voller Liebe, fließt unerkannte Angst inmitten von unerwartetem Mitgefühl und unser Bauch verwandelt sich in einen Ozean.

Uns hinzugeben, das Inakzeptable zu akzeptieren und uns für unseren Schmerz zu öffnen, befreit uns aus der Hölle. Wir fühlen uns vielleicht furchtbar, aber die in unserem Körper gefühlte Enge zu öffnen, lockert unsere Verkrampfung. Beim Loslassen können wir eine Beziehung zu diesen Gefühlen aufbauen, statt passiv von ihnen geleitet zu werden. Wir können sie analysieren, statt nur blind auf sie zu reagieren. Die Erkundung unserer Gefühlswelt lehrt uns, die Hölle loszulassen. Und beim Loslassen erkennen wir, dass die Abwesenheit der Hölle der Himmel ist.

Ich kenne niemanden, dessen Herz immer geöffnet ist, der frei ist von Zweifeln oder Gefühlen der Einsamkeit. Wir lernen, unsere Herzen zu öffnen, auch wenn sie manchmal geschlossen sind. Wir lernen, uns dafür zu vergeben, dass wir uns nicht mehr vergeben können. Wir lernen, uns um uns selbst zu kümmern, auch wenn das manchmal nicht gelingt. Und aus dieser Perspektive lernen wir schließlich, liebevoll zu sein, indem wir erkennen, wie wenig liebevoll wir sein können.

Die Formulierung „das Herz öffnen" ist etwas irreführend, weil das „Herz" eigentlich eine Ebene des Geistes ist. Das Herz öffnet sich nicht, vielmehr wird es zugänglich. Ist es nicht mehr durch unbewältigte Trauer verdeckt, erfahren wir etwas Natürliches: Ein wahres Herz ist ein Zustand, der unserer Natur innewohnt.

Das Wort „Herz" steht sehr oft auch für die Quelle bedingungsloser Liebe. Auch wenn viele Leute traditionell im Herzen selbst die Quelle der Emotionen erblicken, sind diese Erregungen doch eher das Produkt einer engeren, aber äußerst wirkungsvollen Ebene des Geistes.

Viele Menschen geben zu, dass ihr Herz, wenn sie ganz ehrlich seien, nur zwei bis drei Minuten am Tag oder auch nur zwei bis drei Minuten in der Woche offen sei. Wir müssen uns jedoch klarmachen, dass es in unserer achtlosen Welt ein Wunder ist, dass sich unser Herz überhaupt öffnet. Es ist ein Wunder, dass die Ebene des Bewusstseins, die wir als Herz bezeichnen, nicht völlig in den Wellen von Angst, Urteil, Überheblichkeit und Verleugnung untergeht.

Einer meiner Lehrer hat einmal gesagt: „Der Geist schafft den Abgrund und das Herz überquert ihn." Liebe ist die Brücke.

Wir wagen einen ersten Schritt und betreten die Brücke über ein gebrochenes Herz, um unsere Beziehung zu einer verlorenen geliebten Person oder zu uns selbst zu ehren. Es braucht Mut und Vertrauen, sich der Trauer hinzugeben. Es ist sehr schmerzhaft, die Faust des Widerstands zu öffnen, die unser Herz umklammert. Wir lösen den Schmerz, wie einen Finger nach dem anderen, und langsam kehrt die Offenheit zurück. Der Schmerz wird durch Schmerz beendet. Mitgefühl dehnt sich aus zu Barmherzigkeit.

Um unser Herz in der Hölle zu öffnen, müssen wir unser über Jahre erprobtes, gnadenloses Beharren aufgeben, alles beurteilen zu wollen: dies zu mögen, jenes abzulehnen, das so wechselhafte Bevorzugen eines Gegenstandes des Sehens, Hörens, Schmeckens, Riechens, Fühlens oder Denkens vor den anderen. Wir ändern unsere Meinungen so oft, dass wir uns selbst manchmal als einen „anderen" betrachten, was im Satz zum Ausdruck kommt: „Urteile nicht, wenn du nicht beurteilt werden willst!" Der urteilende Geist sieht in jedem Menschen nur den „anderen". Er unterscheidet nicht wirklich zwischen einzelnen Personen.

Wenn sich unsere Trauer verdoppelt und der Verlust verstärkt, weil wir die Momente unserer Verwirrung hart verurteilen, erkennen wir, wie mitleidslos wir mit uns selbst sein können. Aber auch in diesem Fall führt uns die Einsicht in die Natur unserer Hölle zum Himmel. Wir müssen uns vergeben, dass wir manchmal mehr Liebe wünschen, als wir geben können, oder für unsere Dummheit, wenn wir überzeugt waren, dass wir recht und die anderen unrecht hatten. Wir müssen uns und Gott vergeben, dass wir den Vertrag gebrochen haben, der vor langer Zeit geschlossen wurde. Wir müssen aufhören, für das Jüngste Gericht zu proben.

Kein Urteil, das wir von hoch oben fürchten mögen, ist schärfer als der eigene selbstbezogene Hohn.

Nicht die Liebe beurteilt uns. Wir selbst haften an Modellen der Vollkommenheit. Unsere Vorstellungen dieser

Vollkommenheit lösen jedoch das Gefühl von Unvollkommenheit aus. Offenbar müssen wir manchmal erst durch die Hölle gehen, um das zu entdecken.

Wir mögen enttäuscht darüber sein, wie oft wir das Ziel nicht erreicht und Gelegenheiten versäumt haben, uns und andere zu heilen. Die Lehre ist jedoch klar: Liebe ist die höchste Form der Anerkennung, und das Urteil ist die harte Zurückweisung dieser Anerkennung.

Wenn Mitgefühl das verwundete Selbstbewusstsein umhüllt, schafft es das Herz irgendwann, uns zu akzeptieren und uns zu vergeben.

12
Das Trauma des Überlebens

Wenn wir die Katastrophe, den Tod eines geliebten Menschen, – sei es durch einen Unfall, durch Krankheit oder durch Gewalt – überleben, empfindet der Überlebende nicht selten Trauer in Form von Schuld.

„Vor zwei Monaten sah ich meinen besten Freund sterben“, sagte Adrian. Er fühlte sich, als habe er selbst das Ende seiner Lebenslinie erreicht. „Ich ziehe mich eher zurück, anstatt gegenüber den Menschen in meiner Umgebung offener zu werden. Die Person, der ich am meisten vertraut habe, habe ich verloren. Jetzt habe ich Angst, jemanden um Hilfe zu bitten, weil ich befürchte, auch ihn zu verlieren. Ich glaube, es hat nichts mit dem Verlassenwerden zu tun. Natürlich mache ich mir, wie alle Menschen, auch Gedanken darüber, aber das scheint mir nicht das Problem zu sein. Es hat damit zu tun, nicht mit ihnen gehen zu können.“

Wenn wir den Tod eines geliebten Menschen überleben, müssen wir die Neigung, uns selbst grausam zu behandeln, genau beobachten. Sie zeigt sich in Fragen wie: „Warum habe ich überlebt und sie nicht?“ Wenn wir uns selbst beschimpfen, rufen wir uns unsere Vergesslichkeit und unseren Egoismus, unsere Geringfügigkeit und unsere frühere emotionale Unehrlichkeit in Erinnerung, nur um auf die Ungerechtigkeit Gottes hinzuweisen.

Schuldgefühle verleiten uns dazu, Gott anzurufen und zu fragen: „Gott, bist Du sicher, dass Du ihn holen wolltest und nicht mich?“ Das schlechte Gewissen überlebt zu haben, lässt uns glauben: „Ich hätte mehr tun sollen.“ Doch das können wir nicht! Niemand kann den Tod eines geliebten Menschen verhindern! Kinder, Eltern und Freunde, sie alle werden eines Tages sterben.

Die unbewältigte Trauer der Überlebenden wird oft als „verzögertes“ oder „posttraumatisches Stresssyndrom“ bezeichnet. Dieses umfasst die Schuldgefühle, überlebt zu haben, und eine Art Bestürzung darüber, dass man überhaupt überlebt.

Ein Schulfreund von mir wurde in einem Kino von jemandem angeschossen, der einen Sitz hinter ihm mit einer Pistole herumfuchtelte. Das veränderte sein Leben. Obwohl er fast gestorben wäre, war er, nach Auffassung der Ärzte, schnell wieder vollständig geheilt. Seiner eigenen Auffassung nach hingegen nicht. Auch über ein Jahr nach jenem Ereignis neigte er noch dazu – besonders in stressigen Zeiten – über seine Schulter nach hinten zu schauen. Lange nachdem die Kugel entfernt worden war, eiterte die mentale Wunde noch weiter. Er trauerte um den Verlust seiner Unschuld, seiner Sicherheit und seines Vertrauens in eine ungewisse Zukunft.

Von einem solchen Trauma können tiefe psychologische Wunden zurückbleiben. Das Geschoss ist entfernt, aber der innere Krieg geht weiter. Noch lange bleiben die Nervosität und die Wachsamkeit, mit der wir uns umsehen, erhalten. Gewöhnliche Laute wie die eines anfahrenden Autos, eines klingelnden Telefons oder eines fernen Flugzeugs können dann, zumindest für eine kurze Zeit, unsere Sinne überreizen. Wir fühlen uns nicht mehr sicher. Was einmal das Fundament unseres Sinns des Lebens war, wird zu einem Sumpf aus Bedauern und Verwirrung. Am Ende haben wir sogar den Eindruck, bestraft worden zu sein, weil wir nicht „gut genug" waren.

Die Zeit friere ein, meinte ein Mann, der im Vietnamkrieg Soldat gewesen war: „Manchmal bemerkt man im Eifer des Gefechts nicht einmal, dass man getroffen wurde, und manchmal dauert es Monate oder Jahre, bis man herausfindet, wie tief die Wunde eigentlich ist."

Derartige Empfindungen sind nicht auf einen bestimmten Krieg beschränkt. Die meisten unserer Väter, die im Krieg gekämpft haben, kehren mit einer „Kriegsneurose" nach Hause. Viele von ihnen leiden unter einem verzögerten Stresssyndrom. Mein Vater war nie an Kampfhandlungen beteiligt, wurde aber im Ersten Weltkrieg dazu ausgebildet, Menschen mit chemischen Kampfstoffen zu töten. Ondreas Vater hat die Ardennenoffensive nur knapp überlebt und spricht heute, 57 Jahre später, von der Schlacht, als habe sie gestern stattgefunden. Er sieht noch immer seinen besten Freund vor sich, leblos, am Maschinengewehr festgefroren. Er spürt noch immer, wie eine Patronensalve seine Jacke fortreißt. Das 20. Jahrhundert wurde, wie die meisten Jahrhunderte davor, von Menschen geprägt, die nur mit Mühe Hunger und Krieg überlebten. Sie hinterließen das Erbe unverarbeiteter Trauer, das ihre Töchter und Söhne durchleben müssen. Teile des Erbes werden von Generation zu Generation weitergegeben.

Dem Tod entronnen

Wenn wir ein Ereignis überleben, bei dem andere gestorben sind, wissen wir manchmal nicht, wohin wir unseren Fuß setzen sollen, weil wir kaum glauben können, dass wir überhaupt noch gehen können.

Jene Art von Betroffenheit kann die Psyche so durcheinanderbringen, dass wir die Verbindung zu unserem Herzen verlieren. Nichts macht mehr Sinn. Wir entdecken, dass „Seelenfrieden" zu einem Widerspruch in sich selbst wird. Entweder haben wir unseren Frieden oder wir verirren uns in den verschlungenen Gängen unserer Seele.

Das Trauma des Überlebens, nachdem man einen geliebten Menschen verloren hat, sowie die tägliche Angst zu überleben, liegen direkt unter der Oberfläche. Wir teilen eine kollektive Trauer um die, die es nicht geschafft haben. Wir versuchen, uns von den Bildern der vielen Toten in den Abendnachrichten zu befreien, von den wiederholten Bildern der zusammenstürzenden Twin Towers vom 11. September und der brutalen Kriege, die andauernd ausgefochten werden. Auch wenn wir keinen geliebten Menschen verloren oder eine Katastrophe überlebt haben, hinterlassen die Acht-Uhr-Nachrichten ein Schuldgefühl, das eigene Verantwortungsbewusstsein gegenüber den Opfern vernachlässigt zu haben. Ob es sich nun um Familien handelt, die einem Feuer zum Opfer fielen, die beklagenswerten Umstände in einem Altersheim oder die Verzweiflung in den Augen einer Mutter, die ihre Kinder in einem Frauenhaus aufzieht, zurück bleibt ein Gefühl aus Mitleid und Hilflosigkeit.

Wenn wir vom Holocaust hören oder vom Bombenanschlag in Oklahoma City oder nach dem Zusammensturz der Twin Towers die Gesichter der Hinterbliebenen sehen, schlägt unser Herz mit all den Herzen, die durch einen grausamen Zufall gebrochen wurden. Das Schuldgefühl der Überlebenden und das Mitleid für das schmerzliche Leid anderer werden unglücklicherweise manchmal so stark, dass diese Gefühle die Seele mit

Hoffnungslosigkeit und Angst erfüllen und alle Schutzmaßnahmen außer Kraft setzen, sodass wir uns extrem verletzlich und orientierungslos fühlen.

Dieselbe traurige, selbststrafende Wahrheit zeigt sich bei jeder Katastrophe, ob es sich nun um den plötzlichen Tod mehrerer Freunde bei einem Autounfall handelt oder der Freundeskreis über Jahre hinweg kleiner wird durch Krankheiten wie Aids.

James, der seit Jahren unter dem Verlust seiner Freunde leidet, sagte:

„1982 verlor ich meinen ersten Freund an Aids. 1986 hatte ich über 50 verloren, und danach hörte ich auf zu zählen.

Ich ließ mich zum Krankenpfleger ausbilden, und jetzt ist es meine Arbeit, sterbenden Menschen zu helfen – sie zu halten und ihnen dabei zu helfen loszulassen. Ich glaube nicht an Reinkarnation, und es bereitet mir einige Schwierigkeiten, solche Dinge nachzuvollziehen. Woran ich hingegen ganz fest glaube, ist, dass wir beim Sterben einen spirituellen Prozess durchlaufen. Ich habe gesehen, wie etwas den Körper verlässt. Ich weiß nicht, was es ist oder wohin es geht, aber es geht.

Ich habe schon Hunderte sterben sehen. Jeden Tag, jede Woche, und ich sehe in ihnen meine Eltern, meine Kinder, meine Freunde und meine Geliebten sterben. Sie sind meine Brüder und Schwestern!"

Wenn andere gestorben sind, wir aber immer noch da sind, um von ihnen erzählen zu können, mögen wir glauben, dass wir „aus einem Grund" überlebt haben. Und wieder einmal haben wir recht im Unrecht. Es gibt keinen „Grund" an sich, aber die Gelegenheit, einen vorherbestimmten Sinn zu erkunden, nach dem wir ein ganzes

Leben lang suchen und der uns ein ganzes Leben lang führt.

Kaum etwas füllt das Sammelbecken der Trauer mehr als ein plötzlicher Todesfall. Und kein plötzlicher Todesfall ist schockierender als ein Selbstmord. Besonders tief greift der Selbstmord einer Person, die von Kummer so überwältigt war, dass sie meinte, nur geheilt zu werden, wenn sie die Fähigkeit zu fühlen verlieren würde, die meinte, nur der Tod sei ausreichend. Wenige Verluste sind schwerer zu verarbeiten als Suizide. Sie hinterlassen so viel Schuld und Machtlosigkeit. Wenige Todesfälle veranlassen Hinterbliebene zu mehr Selbstgesprächen, in denen sie mögliche Auswege hinterfragen: „Ich hätte es vorhersehen müssen. Ich hätte an jenem Abend anrufen sollen. Ich hätte sie mehr lieben, mit ihr intensiver beten oder öfter mit ihr tanzen gehen sollen.“ Es kommen immer ein weiteres „sollen“ und weitere unverarbeitete, fälschliche Schuldzuweisungen hinzu.

Die meisten Menschen tragen ihren Kummer jahrelang in sich, weil er auf falschen Annahmen basiert. Das trifft zweifellos auf Tesha zu, deren Mutter Selbstmord beging. Tesha hat dies nie vollständig verarbeitet:

„Ich war sechs Jahre alt, als meine Mutter starb. Mein Vater entschied, uns nicht die Wahrheit zu sagen, und behauptete, sie sei an einer allergischen Reaktion auf Penizillin gestorben. Jedes Mal, wenn ich in der Familie nach ihr fragte, fing jemand an zu weinen, deshalb fragte ich irgendwann nicht mehr. Erst als ich über 30 Jahre alt war, habe ich die Wahrheit herausgefunden. Dieses Jahr werde ich 42, aber es ist immer noch eine Erstklässlerin in mir, die kaum lesen kann, aber ihren persönlichen Weltuntergang allein überstehen muss.

Aufgrund des hartnäckigen Schweigens in meiner Familie habe ich den größten Teil meiner Jugend mit einer Lüge gelebt. Ich habe den roten Faden in meinem Leben verloren."

Wenn unser Glaube an das Leben auf die Probe gestellt wird, finden wir Sinn im Leben, wenn wir unserem Schmerz mit Mitgefühl und Bewusstheit begegnen.

Jeder lebende Mensch ist ein Überlebender. Der Preis des Überlebens ist die Trauer und die schöne Erinnerung, die Klage und die Freude über das Gewesene, über das, was uns bis hierher gebracht hat. Hier sind wir jetzt, lebendig und traurig, lebendig und glücklich, lebendig und verwirrt – durcheinander, aber lebendig. Das heißt nicht, dass diejenigen, die schon gestorben sind, nicht auch auf eine andere Weise lebendig wären. Eventuell empfinden auch sie eine Art Schuld, weil sie uns hier zurückgelassen haben.

13
Verbindung

In unserer Trauer können wir uns nicht vorstellen, jemals wieder anders zu fühlen als im Moment.

Anfangs spüren wir nur die Trennung: „Ich werde sie nie wiedersehen, berühren, riechen." Manchmal denken wir, wir würden uns umbringen, wenn nicht die Kinder im Nachbarzimmer spielten.

Aber selbst in diesen Momenten geschieht etwas, sobald wir den Schmerz in unseren Körper und Geist lassen und dabei erweichen. Was wir als Trauer bezeichnen – das Gefühl absoluter Abwesenheit, unglaublicher Traurigkeit oder Schwierigkeit, den nächsten Atemzug zu tun – kann sich an einem Ort festsetzen und von dort aus die Verbindung mit der verstorbenen Person aufrechterhalten.

Es mag zwar oft unmöglich scheinen, aber die Trauer hat einen Anfang, eine Mitte und so etwas wie ein Ende. Dieses ist eher ein neuer Anfang, der die Beziehung zu der verstorbenen Person auf eine andere, neue Ebene bringt. Die Beziehung hört nicht auf, lediglich das härteste Leiden über diesen Tod endet. Am Anfang des Trauerprozesses hat man den Eindruck, die Verstorbenen seien „Lichtjahre entfernt", sie scheinen vollkommen unerreichbar. Aber irgendwann kehren sie auf einer anderen Ebene in unser Herz zurück und wir empfinden Wärme und Nähe.

Wir werden untrennbar mit der Person verbunden. Anfangs lähmen Angst und Trauer den Geist, etwa Gedanken an all das Verlorene, Erinnerungen an die Vergangenheit und Fantasien an das noch Möglichgewesene. Irgendwann jedoch verwandelt sich die Trennung in die innere Verbindung, die uns früher zusammengeschweißt hat. Es gibt eine unzertrennliche Einheit.

Liebe verschwindet nie.

Die Trauer verändert sich in Intensität und Dauer, wenn sie in das Herz aufgenommen wird. Eine Frau antwortete auf die Frage, wo ihr toter Sohn sei: „Er ist in meinen Augen und in meinen Knochen." Die verschwundene geliebte Person lebt in unserem Innersten. Riecht man nach 25 Jahren den Geruch einer antiseptischen Mullbinde, fühlt man sich sofort wieder an das Krankenhausbett der geliebten Person zurückversetzt. Oder der Duft von Vanille, sofort steht man wieder in der Küche der Mutter. Ein Geruch löst häufig derartige Gefühle aus. Diese halten zwar nur ein paar Minuten an, aber die Trauer ist für kurze Zeit so frisch wie in dem Moment, als wir den letzten Atemzug einer geliebten Person hörten. Wenn wir unseren unbeachteten Kummer beachten, öffnet sich das Tor zu einem neuen Leben.

Eine besonders geeignete Möglichkeit, Unerledigtes abzuschließen, besteht darin, mit der verstorbenen geliebten Person in der intuitiven „Sprache des Herzens" zu sprechen und sie direkt aus unserem Herzen heraus zu segnen. (Manchmal bedient man sich dieser Möglichkeit auch, wenn jemand im Koma liegt.) Es ermöglicht uns ein Weiterleben in der Zukunft. Wir treffen die Person tief in unserem Herzen und verabschieden uns von ihr, ohne die Verbindung zu ihr zu verlieren. Wir wünschen ihr für ihren Weg alles Gute und integrieren in unsere Trauer Liebe und Sorge für das Wohlergehen des anderen. Wer weiß, welchen Wert es für die verstorbene

Person haben mag, ihr zu helfen, Unerledigtes abzuschließen?

Einige Elemente der „Sprache des Herzens" ähneln in Inhalt und Intention dem „Abschließen", das wir mit einem Kummertagebuch erwirken. Indem wir die Verbindung mit der anderen Person ruhig, intuitiv herstellen, fast als singe man ein Einschlaflied für ein Kind, sprechen wir in das Herz des anderen und heilen uns dabei selbst. Der „Sprache des Herzens" bedient man sich seit Urzeiten, um mit den Toten zu sprechen.

Die Beziehung zu der verstorbenen Person ist nicht vorbei, sie nimmt nur neue Dimensionen an. Wenn man wiederholt mit ihr spricht, braucht man sich nicht zu wundern, wenn sie zu antworten scheint. In der Zeit der Trauer darf man nicht zu rational sein. Dieses stille Sprechen aus dem Herzen kann ein ganzes Leben lang fortgesetzt werden. Es beruhigt uns.

Wir fühlen, dass Menschen nach ihrem Tod noch da sind. Daher sprechen wir in unserem Herzen mit ihnen und empfinden jenseits von Zeit und Verlust eine gewisse Zeitlosigkeit, die auch der Tod nicht begrenzen kann. Aus dem Herzen heraus wissen wir, dass nur Liebe den Abgrund überbrücken kann. Wir versichern der verstorbenen Person, dass wir bald bei ihr sein werden. Wir alle werden bald bei ihr sein. Wir sind Geist, der in einen Leib gehüllt ist. Während der Leib sich abnutzt und leicht zerbricht, ist der Geist unsterblich und unzerstörbar. Seine Lebenskraft ist so gestaltlos wie das Licht.

In Bezug auf die Macht der Sprache des Herzens erinnere ich mich vor allem an eine bestimmte Erfahrung, die mein Vertrauen in das Potential dieser Praxis bestärkt hat. Als Seelsorger in einem Krankenhaus wurde ich gebeten, mich um einen sterbenden Patienten zu kümmern, der wegen Leberzirrhose nur hin und wieder klare Momente hatte. Es stellte sich heraus, dass er kein Englisch sprach, und meine Spanischkenntnisse sind sehr gering. Als ich an Miguels Bett saß, seine Hand hielt und über seine Augenbrauen strich, konnte ich nur in der Sprache des Herzens mit ihm sprechen. Seine Frau erzählte mir, dass er manchmal nach Hause gekommen sei und geklagt habe, er sei zu betrunken, um zu beten, und sie aufgeforderte, für ihn zu Jesus zu beten. Schweigend sagte ich zu ihm, es sei jetzt Zeit, ganz sanft das Leid seines Lebens loszulassen und sich zu Jesus zu begeben, den er so sehr liebt. Aus dem Herzen sagte ich zu ihm: „Dieses schmerzvolle Leben schließt sich nun hinter dir. Lass es los. Deine Arbeit in diesem Leben ist getan. Nun brauchst du dich nur noch zum Licht zu bewegen, das aus Seinem heiligen Herzen strömt."

Nach etwa einer Stunde hatte ich den Eindruck, alles in meiner Macht Stehende unternommen zu haben, und ging. Als ich auf dem Gang stand, holte ich Luft und überlegte, wen ich als nächstes besuchen sollte. Da kam Miguels Frau und bat mich, zurückzukommen, weil „Miguel sagte, er wolle Sie bei sich haben".

Ich sprach aus meinem Herzen zu ihm über die Erweichung des Schmerzes und das Vertrauen, das er in die ihn erwartende Barmherzigkeit haben solle. Er beruhigte sich, und kurz bevor er sich dem Tod ergab, setzte er sich zu unser aller Erstaunen im Bett auf und sprach: „La luz, la luz." (Das Licht, das Licht.) Wir sprachen zwar nicht dieselbe Sprache, aber das Herz braucht keinen Übersetzer.

Man kann unmöglich den Wert messen, den die Sprache des Herzens für einen Verstorbenen haben mag, aber für den Sender der Segnungen, die aus ganzem Herzen kommen, scheint sie einen beträchtlichen Wert zu besitzen. Einen meiner früheren Lehrer, der Jahre zuvor gestorben war, schien ich gänzlich verloren zu haben, bis ich nach und nach mit einem gelegentlichen Lächeln die Ironie erkannte: In den Jahren vor seinem Tod hatte ich ihn oft schlecht erreicht, und wir hatten über Wochen nur Nachrichten auf unseren Anrufbeantwortern hinterlassen, bevor wir miteinander sprachen; nun aber konnte ich ihn über das Herz immer erreichen, wann ich es wollte. Wir sprechen jetzt viel öfter miteinander als je zuvor. Seine Führung ist für mich heute noch wertvoller geworden.

Am unmittelbarsten treffen wir uns im Herzen.

Verschiedentlich habe ich mich gefragt, ob die Verstorbenen „an einem besseren Ort" ihre Version der Trauer erfahren, die die Überlebenden empfinden. Wie deuten wir die Erfahrung, in der die unlängst verstorbene Person für einen Moment zurückzukehren scheint und, egal welche Glaubensrichtung, die gleiche Nachricht überbringt: „Mir geht es gut, alles ist in Ordnung."

Träumt die verschwundene Person in dem Moment, in dem die Lebenden eine Erscheinung oder einen Traum von ihr haben, genauso von ihnen? Beide scheinen einen Augenblick durch das gleiche Tor zu treten, um zu zeigen, dass die Verbindung der Herzen nie verloren ist.

Wir sollten einer verstorbenen geliebten Person Segnungen schicken. Wir sollten sie an ihre Fähigkeit zur Barmherzigkeit erinnern. Wir sollten sie bitten, sich zu vergeben, wie wir ihr vergeben. Wir sollten spüren, wie der Trennungsschmerz und die aus ihm resultierende Hilflosigkeit nicht mehr vorherrschen: „Ich kann etwas tun, um durch die Liebe zu jener geliebten Person die Verbindung zu mir selbst wiederzufinden." Nachdem wir uns von dunklen Fantasien des Jüngsten Gerichts freigemacht haben, sehen wir in der stummen Sprache unseres Herzens, wie sanft und vergebungsvoll jene andere, die Nachwelt, sein könnte. So sehr die verstorbenen Geliebten auch durch ihre Liebe zu ihrer Familie und ihren Freunden erfüllt und zurückgehalten sein mögen, sollten wir sie doch ermutigen, loszulassen und fortzuschreiten. Sie sollten ihrem stärker werdenden inneren Licht vertrauen und ihm bis zum Zentrum von Weisheit und Liebe folgen. Mit unseren unerledigten Angelegenheit abzuschließen, erfordert auch, sie zu ermuntern, mit ihren unerledigten Angelegenheiten abzuschließen.

Wenn die Vergangenheit in der Gegenwart verblasst, sollten wir das Gefühl der Hilflosigkeit der geliebten Person nicht verstärken, sondern etwas in der folgenden Art sagen: „Ergreife die vollkommenen Möglichkeiten, die dich erwarten. Alles ‚könnte' und ‚sollte' ist nun vorüber. Wenn es je an der Zeit war, alles im Hier und Jetzt loszulassen, dann ist es jetzt." Wir sollten wissen, dass wir sie nicht aufgeben, sondern ermutigen. Wir sollten ihr sagen, dass wir sie lieben und sie vermissen werden, aber dass sie jetzt an der Reihe ist.

Unmittelbar nach dem Verlust einer geliebten Person verkrampft sich der Geist. Dieses Zusammenkrampfen kann nur das Herz lösen, durch ein tiefes und liebevolles „Auf Wiedersehen". Es ist ein Abschied, der die Erinnerung an den Ursprung der Formulierung „Gott sei mit dir" einschließt. Worte, die auf den Lippen brennen, aber das Herz befreien. Ein Abschied, der zuerst bitter auf der Zunge schmeckt, dann aber langsam süß wird. Erst vom Verlust beherrscht, schließlich durch Liebe verbunden. Ein Abschied, der die Fortsetzung des Lebens unter den gegebenen Bedingungen erlaubt. Die Person wird nicht aus dem Herzen entfernt, sondern gebeten, sich in ihm niederzulassen. Wir müssen sie *sein* lassen, wie sie ist und sein muss.

14
Mit unserem Kummer Frieden schließen

Es gibt drei Stufen der Arbeit mit geistigem und körperlichem Kummer.

Die erste Stufe ist die Erweichung des Schmerzes.

Unbeachteter Kummer verankert sich in Geist und Körper. Suche deinen individuellen Ort des Unbehagens. Finde die Gefühle, die mit deinem seelischen Zustand einhergehen, die sogenannten „Gefühle der Gefühle". Erkunde die physischen Folgen, die leiblichen Muster der Trauer. Achte auf deinen verhärteten Bauch, den verkrampften Kiefer und wie sich beim Ausatmen die Körpermitte zusammenzieht. Beginne, die Härte und die Verspannungen in diesen Regionen zu lösen.

Die Kunst und Wissenschaft der Erweichung vollzieht man am besten in der Übung des weichen Bauches. Lass die Verkrampfung und Härte, die in deinem Bauch herrscht, mit jedem weicher werdenden Atemzug los. Erweiche das Fleisch, das Gewebe und die Muskeln. Werde bis ins Mark weich und lockere das lebenslange Klammern an der Trauer. Entdecke die Macht der Erweichung auf jeder Ebene, in jeder Region des Körpers und des Geistes, welche nach Frieden verlangt. Öffne die Region für die einströmende heilende Barmherzigkeit.

Die zweite Stufe ist die Förderung der Barmherzigkeit.

Begegnet man den Gefühlen des Kummers im Geist und/oder im Körper nicht mit Ablehnung oder dem Wunsch, alles Unangenehme loszuwerden, wird der Körper weich. Man empfindet mental dort Barmherzigkeit oder Güte, wo man sie vorher selten gekannt hat. Die Faust, die den Schmerz umschließt, öffnet sich und ist bereit, die Liebe einströmen zu lassen. So absurd, unglaublich und aufregend es klingen mag, wir schicken Barmherzigkeit in die Teile unseres Selbst, die wir bisher der Hilflosigkeit und Angst überlassen haben. Wir überfluten die Region, die einmal von Hass auf unseren Schmerz erfüllt war, mit lindernder, kühlender Güte. Das bedeutet nicht, dass wir „unseren Schmerz lieben", wie manche Menschen befürchten mögen. Nein, wir schicken uns Liebe, *obwohl* wir Schmerzen haben. Wir werfen uns nicht aus unserem Herzen, nur weil wir nicht so sind, wie wir gerne wären.

Barmherzigkeit wird am besten in Meditationen der Vergebung, des Mitgefühls und der Güte gepflegt. Wie die Weichheit im Bauch auf jeden anderen Körperteil übertragen werden kann und so langsam die geistige Anspannung löst, die sich in körperlichen Mustern zeigt, kann auch die Barmherzigkeit schwermütige Bewusstseinszustände lindern – durch Vergebung, gütige Handlungen und Dienst am anderen.

Die letzte Stufe der Bearbeitung geistiger und körperlicher Trauer besteht darin, mit ihr Frieden zu schließen.

Ich spreche hierbei nicht von Erleuchtung, sondern lediglich vom „Leuchten", bei dem man das Leiden zunehmend loslässt. Schließe Frieden mit deiner Trauer. Ermutige dich zu Vergebung und Dankbarkeit, auch für die harten Lektionen des Lebens, und zu Dankbarkeit für den Weg zum Frieden.

Abschließen bedeutet, mit dem Schmerz Frieden schließen. Den Schmerz in das Herz integrieren bedeutet, mit den einander bekämpfenden Parteien im Herzen Frieden schließen.

Diese Kämpfe sind ein innerer Konflikt. Trauer ist Krieg, ein Gefühl der Niederlage. Die meisten unmittelbaren und bleibenden Auswirkungen der Trauer führen Krieg. Verleugnung ist Krieg. Widerstand ist Krieg. Ausgehandelte Abmachungen sind Krieg. Wut ist Krieg. Zweifel ist Krieg. Angst führt fortwährend Krieg, ebenso wie Urteil, Schuld und Scham. Misstrauen, Hilflosigkeit, Hoffnungslosigkeit: Krieg! Der Stress ermüdet uns, macht uns chronisch kriegsmüde und im Herzen zerrissen. Dies zu mögen und das nicht zu mögen, jeden Augenblick des Tages, ist Krieg. Überlegenheit ist Krieg. Unterlegenheit ist Krieg. In der Welt um uns und in uns führen Himmel und Hölle unentwegt Krieg um unsere Aufmerksamkeit. Das vom Krieg zerrissene Herz sehnt sich nach einem Moment des Friedens.

Je weniger wir mit unserem eigenen Schmerz Frieden schließen, desto eher führen wir Krieg gegen andere.

Unbeachteter Kummer bildet ganze Kulturen, die auf die Unterdrückung schmerzhafter Gefühle bestehen. Er schafft eine kulturelle Langeweile, eine kaum verhüllte böse Vorahnung, die sich in einem Materialismus niederschlägt, der den Geist der meisten Religionen zu zerstören in der Lage ist. Eine Melancholie lässt die Nervenenden verkümmern, sodass Berühren und Fühlen fast unmöglich werden. Es handelt sich um eine untergründige Unruhe und Unzufriedenheit.

Je mehr wir eine Person mit ihrem Schmerz alleinlassen, ohne Rückhalt durch Barmherzigkeit oder Sorge um deren Wohlergeben, desto verschlossener und narzisstischer werden wir als Gesellschaft. Wir sind eher dazu bereit, anderen Menschen Gewalt anzutun, weil wir durch die untergründige Trauer betäubt sind und dadurch auf die Folgen unserer Handlungen kaum achten.

Die kulturelle Betäubung führt zu einer politisch infantilen Weltanschauung, die nur ihre eigenen unmittelbaren Bedürfnisse sieht und nicht verstehen kann, dass alle anderen genauso viel Schmerz empfinden wie wir selbst. Sie stärkt das Niedrigste in uns. Sie vergisst sich in der Gewalt gegen uns und andere und trübt unsere Weltanschauung. Ihr Vermächtnis, das von Generation zu Generation weitergegeben wird, ist das vom Krieg zerrissene Herz. Sie lässt ihre Veteranen fallen und kümmert sich schändlich wenig um sie. Sie führt große Kriege, vermag aber kaum dem Frieden zu dienen. Sie würdigt ihre heldenhaften Diener nicht. Sie lässt die Toten einfach auf dem Schlachtfeld zurück.

Alex war früher dauernd traurig und konnte nicht schlafen. Er hatte keine bedeutsamen Beziehungen und war vom Krieg zerrissen. Er erzählte:

„Mein ältester Bruder kam in Vietnam ums Leben, als ich noch sehr jung war. Meine Eltern wussten nicht, wie sie mit ihren Gefühlen umgehen sollten, und unterdrückten sie. Das Haus war tot. Vietnam wurde als ‚ein unbeliebter Krieg' bezeichnet, und wer in ihm ums Leben kam, war selbst plötzlich unbeliebt. Wir bekamen keine Unterstützung durch die Gemeinde. Meine Eltern sollten einfach mit ihrem Leben weitermachen, als sei nichts geschehen.

Während sie versuchten, einander vor dem Familienschmerz zu beschützen, blieb es mir selbst überlassen, mich vor dem Untergang zu retten. Ich musste in mein Kissen weinen. Ich musste jemanden finden, mit dem ich reden konnte. Ich weiß immer noch nicht, wie ich es ohne meine Freundin überstanden hätte. Ich danke ihr immer noch in meinen Gebeten, wo auch immer sie sein mag.

Ich bin so dankbar, dass ich gelernt habe, unmittelbarer mit meinem Kummer umzugehen, indem ich mit anderen, die ebenfalls einen großen Verlust erfahren haben, darüber spreche. Vor anderthalb Jahren habe ich meinen Sohn verloren und erhalte seitdem enorme Unterstützung. Nachdem ich in den letzten Jahren gelernt habe, wie man diese Gefühle an die Oberfläche lässt, kann ich heute den Gefühlen – der Wut, der Frustration und sogar dem Eindruck, betrogen worden zu sein, – gestatten, sich auszudrücken.

Es ist leicht, sich und der Gesellschaft etwas vorzumachen, sodass alle denken, man sei in Ordnung, auch wenn man es nicht ist. Für mich persönlich ist es heute aber wichtig, auf mich achtzugeben und zu trauern, wenn ich trauern muss, und zu genießen, wenn ich es kann, ohne mich schuldig zu fühlen, dass es mir nicht schlechter geht."

Man kann sagen, dass Alex „erfolgreich getrauert" hat. Er war fähig, in sich selbst hineinzuschauen und sich mit Barmherzigkeit zu begegnen. Jetzt kann er Schmerzen erleiden, ohne sein Herz vor sich selbst zu verschließen. Er ist nicht „geheilt", aber seine Welt ist etwas größer geworden. Er kann nachts schlafen, und manchmal ist ihm „nicht alles egal".

Kriege werden selten von denen geführt, die etwas zu gewinnen haben, sondern von denen, die alles zu verlieren haben. Der einfache Soldat in einer Armee hat meist mehr mit seinem Feind gemeinsam, der ihn durch das Zielfernrohr betrachtet, als mit seinen eigenen Offizieren.

Wir haben es so internalisiert, viele Teile in uns selbst zu töten, dass es nur eines kleinen ungläubigen Schritts bedarf, um die schützenden Bunkertüren zu öffnen und den Abzug zu drücken, um den Rest von uns umzubringen. Entdeckungen in der Hirnforschung deuten darauf hin, dass Aversion und Wut in den hinteren Hirnregionen entspringen, während Frieden, innere Ruhe und bestärkende Gedanken in den Frontallappen entstehen, die einander wie im Gebet gefaltete Hände berühren. Man kann also durchaus sagen, dass wir im hinteren Teil unseres Gehirns Krieg führen und direkt hinter den Augenbrauen Frieden schließen. Oft herrscht hinten im Gehirn Krieg. Und wir schließen Frieden, indem wir die Augenbrauen zusammenkneifen und versuchen, durch die Augen eines anderen Menschen zu schauen, um in und um uns nach dem Ende des Konflikts zu suchen. Wenn hingegen ein Trauma die Nebennierenrinde anschwellen lässt und Angst die Frontallappen zu einer Faust zusammenkrampft, werden wir wütend und taub und überempfindlich, voll von Vorwürfen und Schuldgefühlen. Wir frieren unser Leben ein, machen dicht.

Wenn sich unsere unausgesprochene Trauer, unser unbeachteter Kummer, an die unausgesprochene Regel hält, die Grenze des Unangebrachten nicht zu überschreiten und nicht von den Toten zu sprechen, vergessen wir das Lied des Friedens und singen patriotisch und selbstbezogen vom Krieg. Wir behaupten, „die anderen" seien an unserem Mangel an innerem Frieden Schuld und müssten den Preis für unsere verwirrte und schreckliche Lage bezahlen.

Um Frieden zu finden, müssen wir in den Schmerz hineingehen. Wenn er nicht verarbeitet wird, erzeugt er Leiden. Wir müssen den Krieg der Welten in uns beenden.

Je weniger wir in der Lage sind, uns für Angst und Trauer zu erweichen, umso weniger können wir uns und anderen mit Mitleid begegnen und den Weg zum Frieden finden. Öffnen wir uns für unseren Schmerz, erkennen wir die Schmerzen, die wir mit allen teilen, und können so das Leiden der anderen besser verstehen.

Wenn wir in dieser Welt Frieden schließen wollen, müssen wir die Ursachen des Leidens erkennen. Wir müssen dem gemeinsamen Schmerz folgen und ein Herz teilen.

Jahrelang sprachen Ondrea und ich zu Gruppen über den klassisch exzentrischen Zen-Meister Paul Reps und über seinen Versuch, in den 1950er Jahren einige seiner Lehrer in Japan zu besuchen. Er wurde von einem asiatischen Immigrationsbeamten abgewiesen, der sagte, seit Japan als Stützpunkt für den Krieg in Korea diente, sei ihm als U.S.-Amerikaner der Besuch dieses Landes nicht mehr erlaubt, da er „keinem militärischen Zweck diene". Reps schaute auf die verweigerte Einreisegenehmigung und schrieb darauf: „Indem ich eine Tasse grünen Tee zubereite, beende ich den Krieg." Er reichte es dem Regierungsbeamten, der das Geschriebene betrachtete und schließlich den Visumsantrag mit den Worten unterzeichnete: „Wir brauchen in unserem Land jetzt mehr Menschen wie Sie."

Es scheint, als ob sich Reps auf die Harmonie bezog, die zwischen dem Menschen und seiner Umgebung, selbst zwischen Nationen und Individuen möglich ist. Er bezog sich auf den Frieden, der in einem klaren Moment gefunden werden kann, möge er auch nur in der achtsamen Zubereitung einer Tasse Tee bestehen: in der Melodie des kalten Wasserstrahls, der aus dem Hahn strömt, in den kaum wahrnehmbaren Lauten der langsam entstehenden Luftblasen im Wasserkocher. Nicht im ungeduldigen Warten, das Angst und Widerstand schafft, sondern im bloßen

Sein. Ruhig im Körper leben, der empfindet, wie sich die kalte Tasse in seiner Hand nach und nach durch die Berührung erwärmt. Den Duft grünen Tees erleben, nicht an „Tee“ denken oder sich seinen Geschmack vorstellen, sondern mit ganzem Herzen im Prozess anwesend sein: sich ruhig hinsetzen und friedlich nippen, den Geist nirgendwo sonst als mitten in der Sache weilen lassen. Indem wir eine Tasse Tee zubereiten und auf geheiligte Weise trinken, beenden wir den Krieg.

Wenn wir in unseren Alltagsverrichtungen so vollkommen anwesend sind, schließen wir Frieden mit jeder Intention, mit jedem Gefühl und jedem Gemütszustand, während sie entstehen und vergehen. Sogar widerstreitende Meinungen begegnen einander auf ausgeglichene Weise, bevor sie einen Krieg anzetteln, bevor Wut und Schuld, Verwirrung und Verleugnung gewalttätig werden.

Zuerst müssen wir lernen, mit einer Tasse Tee Frieden zu schaffen, dann können wir unsere selbstzerstörerischen Waffen niederlegen und unseren Ängsten mit Barmherzigkeit gegenübertreten.

Ich habe den Prozess des Friedenschließens seit vielen Jahren mit verschiedenen Gruppen weitaus detaillierter geübt. Eines Tages kam während eines Workshops ein Mann mit einem Gehwagen den Gang entlang auf mich zu, als ich vom Auditorium in die Mittagspause ging. Ganz offensichtlich war er bereits seit Längerem krank, denn sein Körper war beinahe zum Skelett abgemagert. Als er mich erreicht hatte, schaute er mich mit leuchtenden Augen an und sagte: „Während ich an Krebs sterbe, beende ich den Krieg.“ Wir standen zusammen in einem Ozean des Friedens, während die Menschen um uns herum geräuschvoll in die Mittagspause, zu einer Tasse Tee und zu Krieg oder Frieden strömten. Er schreckte nicht vor dem Krebs oder irgendetwas anderem in seinem Leben zurück. Er war gleichsam anwesend, aber auch schon vorbereitet auf den Abschied. Er strahlte Frieden aus.

Er meinte, der Schmerz hätte ihn gelehrt, dass sein Herz der einzige Zufluchtsort sei. Der jahrelange Kampf um eine Stelle an der Universität, der Kampf mit dem Krebs, mit dem Tod seiner geliebten Frau und der schmerzhaften Bettlägerigkeit, der Kampf *mit* dem Leben im Gewand des Kampfes *um* das Leben habe sein lange gehegtes Bedürfnis nach Schutz und Sicherheit aufgerieben. Er sagte, der Kampf habe ihn aus dem Versteck seines Lebens in eine Welt grenzenlosen Seins geführt. „Während ich an Krebs sterbe, beende ich den Krieg."

Wenn wir aus ganzem Herzen unsere Angst und unsere Wut annehmen, beenden wir den Krieg.

Das Leben predigt immer wieder, dass Frieden aus Barmherzigkeit und Gewalt aus Isolation entspringen. Je mehr wir unseren Schmerz mit Güte empfangen, umso eher können wir diese auch anderen Menschen entgegenbringen.

Wenn wir mit unserer gemeinsamen Trauer Frieden schließen, beenden wir den Krieg.

15

Welche Entsprechung hat die Trauer auf der körperlichen Ebene?

Wie fühlt sich die aus Kummer entstehende Angst im Körper an? Wie bei allen quälenden emotionalen Zuständen, verstörenden Gemütszuständen, die mit Schuld und Urteil auf das Herz einstürmen und den Bauch vor Wut und Angst härter werden lassen, erweist es sich vielfach als einfacher, sich zuerst auf die körperlichen Auswirkungen zu konzentrieren: die Anspannung des Kiefers oder des Darmes, wenn der Körper sich durch Gefühle wie Hilf- und Hoffnungslosigkeit zusammenzieht, all die Verluste, die sich in unseren Augen und unseren Knochen zurückgezogen haben. Wenn wir die körperlichen Merkmale des Kummers deuten lernen, können wir jene Anspannung lockern. Wir geben uns nicht mit der traurigen Erkenntnis zufrieden, dass uns nur Angst und Wut als Alternative bleiben.

Nehmen wir unseren Körper bewusst wahr, können wir anhand einer Steifheit im Nacken oder einer Verhärtung unseres Bauches den psychischen Zustand vorhersagen, der gerade in unseren Kopf eindringen will.

Wenn wir auf die Empfindungen achten, die mit Kummer einhergehen, werden wir zuerst einmal feststellen, dass wir kaum etwas fühlen. Die heftigen Schmerzen akuter Trauer lassen uns kaum unseren Körper spüren. Wir sind abgetötet. Es scheint, als ob wir ständig in Dinge hineingestoßen würden. Wir können kaum unser Essen schmecken oder den Sonnenaufgang wahrnehmen. Was uns früher Freude bereitete, ist uns nun gleichgültig. Der Spiegel unseres Herzens ist in Sack und Asche gehüllt. Vertraute Musik höhlt unseren Geist aus.

Trauer durchdringt unsere tägliche Routine. Unser Widerstand gegen das Leben, das sich unserer Kontrolle entzieht, wird vom Körper aufgegriffen. Er zeigt sich als Schmerz im Rücken oder in einer unbeweglichen Zunge, die verhindern soll, dass wir zu viel von uns preisgeben.

Gefühllosigkeit, ausgelöst durch den Verlust eines geliebten Menschen oder durch den Verlust der Liebe an sich, wird von einigen Menschen auch so wahrgenommen, als ob sie selbst abwesend wären – der Verlust der eigenen Lebenskraft. Es ist ein Gefühl der Ohnmacht, nichts mehr kontrollieren zu können, ein Verlust des eigenen Selbst. Eine Person beschrieb dieses Gefühl so: „Ich lebe das Leben eines anderen im Körper eines anderen."

Wie wäre es, die Wege der Trauer im Körper zu erkunden und dadurch eine befreiende Bewusstheit zu gewinnen, statt sich von ihnen abzuwenden?

Da die quälenden emotionalen Zustände ihren Ausdruck im Körper finden, können wir ihnen ganz leicht näherkommen. Sie werden sich stabilisieren, wenn wir uns verstärkt auf unsere Gefühle konzentrieren, statt weiterhin der Versuchung zu unterliegen, schmerzhafte Gefühle für weniger erforschbar zu halten, als sie es eigentlich sind.

Um unseren quälenden emotionalen Zuständen näherzukommen, müssen wir wissen, wo im Körper sich der Verlust manifestiert.

Ein beträchtlicher Teil der Trauer wird auf den Körper übertragen. Trauer sickert durch jeden der Sinne – die Augen, die Ohren, die Nase und sogar die Haut. Wir nehmen wahr, wie unbeachteter Kummer tief in unseren Geist eindringt.

Buddha hielt einst eine Rede, die als Feuerpredigt bekannt ist. Er sagte: „Die Augen brennen. Die Ohren brennen. Die Nase brennt. Die Türen der Sinne stehen vor Sehnsucht und Enttäuschung in Flammen."

Es ist schwer, unseren Schmerz zu beherrschen und vorzugeben, dass wir nicht brennen.

Das gilt auch für jene, die keinen „erkennbaren Kummer" haben, für jene, die nur unter allgemeiner Frustration und Unzufriedenheit des alltäglichen Kummers leiden.

Die meisten Menschen, die zu mir kommen und sagen, dass sie „ihren Mist" schon alleine bewältigen könnten, stecken genau genommen gerade mittendrin.

Wenn wir unser Herz für unseren Schmerz öffnen, bereiten wir dem Leben einen sicheren Ort, um unseren Körper wieder zu bewohnen.

Wir sollten nicht darauf warten, dass unsere Heilung vom Himmel fällt, sondern selbst nach ihr suchen. Die Suche beginnt im Innersten.

Trauer im Körper aufspüren

Wenn wir uns quälenden Gefühlen, beispielsweise der Angst, zuwenden, statt nur auf sie zu reagieren, fangen wir an, unseren Körper wieder zu bewohnen.

Man sollte beobachten, wie jeder Geisteszustand seine eigene Persönlichkeit ausbildet, deren Eigenschaften kennenlernen und ihnen gnädig zuhören, selbst ihrem Klang. Wie wirkt dieser Zustand auf den Rhythmus der Atmung? Was sagt er aus und welche ist seine bevorzugte Sprache? Was passiert mit den Gedanken, wenn wir sie einladen, kommentarlos zu kommen und zu gehen, statt ihnen mit Angst zu begegnen?

Wie fühlt es sich an, sich zurückzulehnen, den Strom des Bewusstseins fließen zu lassen und zuzusehen, wie die Angst harmlos an uns vorübertreibt? Dies ist bemerkenswert befreiend! Nichts ist zu gut, um wahr zu sein.

Wenn wir der Angst mit Güte begegnen, setzen wir die Energie frei, die wir normalerweise zurückgehalten haben, und erfahren so eine vergessene Befriedigung.

Wir denken, dass wir unseren Kummer im Griff haben, bis jemand eine solch scheinbar unschuldige Frage stellt wie: „Wo in Ihrem Körper empfinden Sie mehr, links oder rechts?" Erst dann wird uns klar, dass wir nicht wissen, was hinter unseren Augen vor sich geht, was hinter dem rechten Ohr oder unter der Haut der linken Hand passiert.

Obwohl die Trauer uns so oft übermannt hat, fällt es uns immer noch schwer, spezifische Fragen über Zorn oder andere starke Gefühle zu beantworten, da wir bisher immer versuchten, unserem Schmerz zu entkommen.

Wo ist unsere Zunge, wenn wir wütend sind? Rollt sie sich gegen den Daumen? Presst sie gegen die Schneidezähne? Drückt sie nach unten? Versteinert der Körper langsam? Was geschieht im Darm? Was fühlt man an den Fußsohlen? Kann man den Boden noch fühlen, oder existiert nur noch ein dumpfer Druck gegen diesen Leib, in den man sich manchmal schmerzhaft eingesperrt fühlt? Was passiert hinter dem linken Knie? Was empfindet man in der Wirbelsäule, unten am Rücken, im Schließmuskel?

Und was geschieht, wenn man um den Schmerz herum weich wird und ihm einfach erlaubt, da zu sein, ohne den Widerstand, der ihn in Leiden verwandelt? Was passiert, wenn man Barmherzigkeit in die Wunden strömen lässt? Was geschieht, wenn sie die Teile durchdringt, die man voller Angst und Abscheu aufgegeben hat?

Wir fliehen seit so langer Zeit vor unserem Schmerz, dass wir überhaupt nicht mehr wissen, wie wir mit ihm umzugehen haben. Wenn wir aber dem Herzen gestatten, sich für die emotionale Entfaltung zu öffnen, statt es mit dem Verstand zu verschließen, schmerzen uns diese wieder auftretenden Gefühle beim nächsten Mal weit weniger. Es trifft uns nicht mehr unerwartet. Wir beginnen, eine Heilung zu erfahren, die unseren gewohnten Rückzug vor dem Schmerz und dem Leben selbst beendet.

16

Die Rückkehr in den Körper

Trauer ist eine sehr unproduktive, vom Körper getrennte Erfahrung. Angesammelter unbeachteter Kummer martert unsere Gedanken und Emotionen und betäubt unser tiefstes Inneres, sodass wir kaum noch unsere Existenz spüren und aus unserem Körper verbannt zu sein scheinen.

Erweiche den Bauch und spüre den Leib, in den du geboren wurdest. Gestatte der Bewusstheit, in die Gefühlsregionen einzutreten, durch die du dich am Leben fühlst. Spüre, in diesem Leib zu sein: Wärme und Kälte, Druck auf die Fußsohlen beim Stehen und auf das Gesäß beim Sitzen. Spüre die ganze Bandbreite der Muskeldehnungen und -kontraktionen, wenn du von einem Stuhl oder aus dem Bett aufstehst. Spüre die Bewegung der Brust und des Bauches bei jedem Atemzug.

Bewusstheit ist das Leben selbst. *Wo unsere Aufmerksamkeit ist, sind wir lebendig.* Spüre das Leben im Körper und im Geist und lasse alles in das Herz eintreten, das so sehr lieben kann.

Wenn wir das Erweichen des Bauches weiterentwickeln, können wir die Meditation auf den ganzen Körper ausdehnen. Wir konzentrieren uns auf eine alles erweichende barmherzige Bewusstheit, die langsam durch alle körperlichen Empfindungen strömt, vom Scheitel bis zur Sohle.

Richte deine Aufmerksamkeit auf deinen Scheitel, bis du die dort existierenden Empfindungen erreichst. Während du zur Ruhe kommst, beginnst du den Unterschied zwischen Kopfhaut und Schädel zu empfinden. Du kannst fast spüren, an welchem Punkt sie sich berühren. Erweiche dich dann für die Empfindungen der Augenbrauen, des Gesichts hinab an den Seiten des Kopfes, zur Nasenwurzel über die Nasenflügel zu Lippen, Zunge und Mund. Lasse nach und nach Bewusstheit durch den ganzen Körper gleiten, über die Empfindungen im Nacken, vielleicht von einem Wirbel zum nächsten. Fühle beide Arme hinunter und konzentriere die Bewusstheit nacheinander auf jeden einzelnen Finger.

Nimm dir Zeit und achte auf die Regionen, in denen mehr Empfindungen sind als in anderen. Werde im Prozess weich für diese Regionen.

Fahre fort, fühle den Rumpf, die Ebenen des Herzens und des Bauches, durch die harten und weichen Regionen, bis hinunter durch die Beine. Lass die Energie der Bewusstheit durch die Knie bis in die Füße strömen und fühle, wie sie sich von Zeh zu Zeh bewegt und sich mit dem Boden unter den Füßen vereinigt.

Durchquere langsam den ganzen Körper und nimm die Empfindungen auf, die aus den Muskeln, den Fasern und dem Fleisch erwachsen. Spüre, wie sich dein Körper mit der Bewusstheit des Lebens füllt. Halte inne, wo stärkere Empfindungen, Schmerz oder Steifheit zu spüren sind, um die gerade ablaufenden Veränderungen zu erkunden. Schließe Frieden mit den alten Kriegen in deinem Körper. Schicke Gnade in die verlorenen Segnungen. Kehre mit Barmherzigkeit in deinen Körper zurück. Manche sagen auch: „Setze deine Geburt fort."

Schicke eine heilende Güte durch deinen Körper und erfülle ihn, als sei er der Körper der Welt.

Dann schicke Barmherzigkeit an alle Menschen, die in diesem Augenblick mit derselben Trauer und dem gleichen Verlust zu kämpfen haben. Umarme die Gemeinschaft des Kummers mit liebevoller Güte, nicht nur deine eigene Trauer, sondern die Trauer aller, die ein Verlust bedrückt. Es geht nicht nur um unsere eigene, isolierte Heilung, sondern um die Heilung aller, die durch unkontrollierbare Unbeständigkeit verwirrt sind. Das ist unsere Verschwörung zur Heilung – eine Verschwörung des gemeinsamen Herzens.

17
Die Mentalität des Verlusts

Trauer endet nicht, vielmehr ändern sich ihre Intensität und Dauer.

Unsere Gemütszustände sind ständig im Fluss, ob es sich nun um unvorhersehbaren Kummer, Angst, Liebe, süße Erinnerung, Verlust oder Hilflosigkeit handelt. Unwillkommener Kummer weint sich selbst in den Schlaf.

Selten kennen wir alles, was wir empfinden. Gemütszustände kommen ohne Einladung, während uns willkürliche Gedanken beschäftigen. Wenn wir unsere Gefühle untersuchen, statt ihnen blind Gefolgschaft zu leisten, wenn wir uns ihnen mit Barmherzigkeit und Achtsamkeit statt aus Angst und Verzweiflung nähern, bekommen wir einen Eindruck vom Unterschied zwischen Freiheit und Zwang. In Gefühle oder Gemütszustände einzutreten und sie zu analysieren, ist einer der besten Wege, eine Beziehung zu ihnen aufzubauen: Man erkennt, wie sie ihre Natur verändern, wie sich dies im Körper anfühlt, wie sie sich dauernd wandeln und verschiedene geistige Zustände durchlaufen. Wir beobachten die Angst, den Zweifel, die Erwartung, die Enttäuschung usw., aus denen ein Gefühl oder ein Gemütszustand bestehen, und sehen, wie die Angst sie stimuliert und die Barmherzigkeit sie beruhigt.

Um die Barrieren vor dem Herzen zu überwinden, müssen wir uns für einige Zeit von den Menschen vielleicht sogar von jeglicher aufrüttelnder Begleitung zurückziehen. Erst dann können wir alle Eigenschaften des

Denkens erkunden, das besonders durch den Verlust beeinflusst wird.

Wut, Angst, Zweifel, Traurigkeit – alle bedrückenden und sonstigen Emotionen – sind ein *Prozess*, kein singulärer Zustand. Sie bestehen aus sich ständig verändernden Gefühlen. Beispielsweise Wut, die wir immer für einen einzelnen Zustand gehalten haben, entpuppt sich als ein Prozess auf mehreren Ebenen: ein Moment blockierten Wollens, der Unzufriedenheit, gefolgt von einem Augenblick der Frustration, dann ein rasches Entfalten und eine Art Schleife von Angst und Stolz und Zweifel und Urteil und Misstrauen, die abwechselnd schattenboxen und mit dem Finger auf etwas deuten und mit der Welt und uns selbst gnadenlos sind.

Trauer und die einhergehende Niedergeschlagenheit haben etwas Halluzinatorisches an sich. Es verkündet, das Leben werde nun immer so weitergehen und allenfalls schlimmer werden. Alle hoffnungslos erscheinenden Zustände drohen, niemals zu enden. Allerdings gibt es sowieso keinen Gemütszustand, der beständig wäre: Hass kann durch liebende Güte ersetzt werden, Angst durch Mut, Unwissenheit durch Einsicht. Die Angst sagt: „Ich werde dich zugrunde richten!" Wenden wir uns ihr aber einen Augenblick später mit achtsamer Faszination zu, sind wir schon „ein neuer Mensch". Es gibt also eine Möglichkeit, mit der Illusion von Beständigkeit in der unbeständigen Welt zu bestehen, ohne unterzugehen.

Trauer verstärkt Zweifel und das Misstrauen, unser Leben könnte nie mehr von etwas anderem erfüllt sein als von dem Schmerz, der uns jetzt beherrscht. Wenn wir uns jedoch länger mit dem Zweifel beschäftigen – mit seinen langen, dunklen, labyrinthischen Gängen, die uns die Hoffnung auf Alternativen und das Vertrauen auf

Neues nehmen – können wir in seiner Struktur seine innere Natur erkunden, seine Grundbestandteile aus Ängsten, mit all ihren Schnörkeln und Verkleidungen, wie Widerstand, Skepsis, Verdacht, Ungläubigkeit, Paranoia, Unentschlossenheit und Unterlegenheit. Wir bauen zu Zweifel und Schrecken eine Beziehung auf, statt uns isoliert und einsam zu fühlen. Wir zweifeln am Zweifel und identifizieren uns so immer weniger mit diesem Zustand. Sogar die Bereiche kalter Gleichgültigkeit können wir betreten, wenn wir sie voller Güte mit Barmherzigkeit und Vergebung erkunden.

Unser immer anwesender latenter Kummer verringert sich, wenn wir unseren Trauerprozess in Körper und Geist betrachten. Wir kämpfen uns durch den Kummer und stellen fest, dass jede Flucht vor seinen Auswirkungen und jeder Versuch, ihn zu betäuben, unseren Bauch in Feuer und Stein verwandelt.

Wir entdecken, welch großer Teil unserer Wut, unserer Angst und unseres Misstrauen gegenüber allem ein Ausdruck unbeachteten Kummers ist. Jeder Moment, in dem wir uns unsicher fühlen, zweifeln oder uns schämen, jede schwermütige Emotion steigt wie eine Rauchschwade aus einem Feuer, von dem wir meinen, es nie löschen zu können.

Unverarbeitete Trauer resultiert nicht nur aus dem Verlust einer geliebten Person, sondern auch aus der Achterbahnfahrt des Lebens, einem Festhalten am wertvollen Leben, mit hohlem Gefühl im Magen.

Auch gut kontrollierte Verbitterung ist eine Trauerreaktion, die durch frühere Gefühle des Verlusts hervorgebracht wurde. Die meisten Gefühle der Abneigung – die meisten jener Gefühle des Unwohlseins, des Zweifels und des Unwillens weiterzumachen – werden durch einen früheren Verlust an Sicherheit ausgelöst und zur Gewohnheit. Wir können erkennen, dass sogar unsere Tendenz, andere zu beurteilen, ein Aspekt des Kummers ist: ein Gefühl des „Ungenügens", das wir loswerden möchten. Jeder Moment des Neides, der Verwirrung und des Hasses entspringt aus dem Kummer.

Die verschiedenen Ebenen des Kummers wollen uns überzeugen, dass Trauer nutzlos ist. Doch unsere Heilung besteht darin, einer barmherzigen Bewusstheit den Abstieg durch die Schichten unserer Trauer zu gestatten und zu erforschen, was jenseits unseres Schmerzes liegen könnte. Vielleicht müssen wir uns erst im Labyrinth völliger Hoffnungslosigkeit verirren, bevor wir uns unserem Schmerz ergeben. Erst dann können wir ihn der Untersuchung und der späteren Heilung überlassen. Einen anderen Weg gibt es nicht.

Jenseits der Rastlosigkeit, mit der wir gleichzeitig am Leben festhalten und es verurteilen, liegt der unermessliche Raum des Herzens, der sich durch eine befreiende Bewusstheit enthüllt.

Auf dem Weg zum Herzen entdecken wir möglicherweise, dass die Untersuchung jedes einzelnen Gefühls – sogar der Unzufriedenheit – sehr befriedigend sein kann. Wir kehren die Sogwirkung der negativen Stimmungen um, indem wir ihre Bestandteile erkennen. Je weiter wir uns vom Offensichtlichen zum Verborgenen bewegen, desto leichter und freier werden die Emotionen. Man beschäftigt sich nur mit einem Aspekt, statt alle Last auf sich zu laden, so wie man einzelne Schneeflocken betrachtet, statt den Schneesturm aufzuhalten. Wir werden nicht schneeblind, wir werden stärker.

Aus der direkten Analyse negativer Emotionen wie Hilflosigkeit erwächst ein Gefühl der Macht. Wir beschäftigen uns mit unseren Wunden und dringen in die Ebenen der Angst ein, die im Zustand der Verwirrung unseren Schmerz verteidigen wollen. Doch eine Emotion ist kein unbeweglicher Monolith, sie entfaltet sich in einem Prozess von einem Moment zum nächsten. Wir erkennen, wie sie sich in Wellen in hilflose Angst, Selbstmisstrauen, unterdrückte Wut und den Wunsch, einfach aufzugeben und zu sterben, verwandelt. Wenn wir diesen Prozess in einem trauernden Kind beobachteten, müssten wir weinen, weil es uns den Spiegel der Barmherzigkeit vor unseren Schmerz halten würde. Ein unbekanntes Mitleid würde in uns entstehen, sogar für unsere eigene gering geschätzte Seele. Das Vertrauen in unsere heilenden Kräfte würde wiedererweckt.

Der Zugang zu unserem Herzen wird nicht durch Traurigkeit, Wut oder Schuld blockiert, sondern durch unser Klammern an diese Emotionen, durch den Wunsch, sie würden sich ändern, durch unseren dunklen Tanz mit ihnen. Indem wir uns jedoch diesen verwehrten Gefühlen nähern und sie in jedem Augenblick erkunden, mit jedem Herzschlag und jedem Atemzug, erkennen wir deutlich ihre innere Natur.

Glücklicherweise können wir diese Heilung in Übungen fördern, die das Herz wiederbeleben und die Seele kräftigen. Die Zenmeisterin weint, wenn sie traurig ist, und lacht, wenn sie sich freut. Da sie ganz am Leben ist, wird nichts geleugnet und nichts unvollendet gelassen. Es ist ihre erklärte Pflicht, so vollständig in der Gegenwart zu sein, dass Gedanken an die Vergangenheit und Träume der Zukunft gleichermaßen durch ihr Herz strömen. Gleichzeitig leugnet sie nie, dass es harte Arbeit ist, das Leiden aufzugeben.

Wir haben so viel unserer Lebensenergie darauf verwendet, „bloß zurechtzukommen". In dem Moment, in dem unser Festhalten am Leiden und unsere Identifikation mit dem Kummer nachlässt, wird eine Energie freigesetzt wird, die der Freude gleicht. Endlich sehen wir einen Ausweg.

Erforschen wir uns, finden wir unter der Trauer und der Wut ein Sammelbecken der Traurigkeit. Und unter der Traurigkeit stoßen wir auf einen Ozean der Liebe, der unsere kühnsten Träume übersteigt.

18
Einen Tag spazieren gehen

Nach dem Öffnen für tiefe Gefühle, wie in den vorangehenden Kapiteln vorgeschlagen, ist es an der Zeit für Thementage. Die folgenden Kapitel stellen Tage vor, die je einer Übung gewidmet sind – spazieren gehen, Barmherzigkeit praktizieren, mit dem Schmerz Frieden schließen, Stille, Vergebung, Gesang, Mitleid und Liebe. Sie sind Übungen der Heilung. Diese Kapitel sind über das Buch verteilt. Sie beschreiben Thementage, in denen es um die Förderung intensiver Geisteszustände und tiefer, umfassender Besonderheiten des Herzens geht. Heute nehmen wir uns Zeit für einen Spaziergang.

Gehen stabilisiert den Geist, ähnlich wie der Gesang. Wenn wir einen Fuß vor den anderen setzen, spüren wir, wie sich der Körper in der Vorwärtsbewegung neigt und schwankt. Die ersten Schritte mögen langsam sein, aber nach und nach finden wir unsere Gangart. Es bedarf einiger Anstrengung, unsere Trägheit zu überwinden. Aber bald wird unsere Bereitschaft, uns zu bewegen, erwidert. Zuerst leitet der Geist den Spaziergang, dann übernimmt der Körper die Führung und unsere Gedanken können sich frei bewegen.

Mit jedem Schritt richtet der Geist größere Aufmerksamkeit auf die Empfindungen des Schrittes, und wir treten wieder in unseren Körper ein und sind in ihm anwesend. Wir spüren, wie die Muskeln den Fuß heben, ihn nach vorne schwingen und wieder auf den Boden setzen.

Wir bemerken den Augenblick, in dem beide Füße den Boden berühren, bevor sich der andere Fuß hebt. Wenn wir uns in jedem Moment mit den Empfindungen beschäftigen, die jeden Schritt begleiten, scheint es, als würden wird das Laufen von Neuem lernen. So muss es gewesen sein, als wir als Kleinkind die ersten Schritte gemacht haben. Dieses Gefühl eines Gelingens und einer Freiheit erlebt man in späteren Jahren kaum mehr so.

Während wir beim Gehen Empfindungen erfahren, schärft sich auch die Bewusstheit für unsere Gedanken. In dem Anfang, der Mitte und dem Ende eines jeden Schrittes erkennen wir, mit konzentrierter Aufmerksamkeit, den Gedanken – den Anfang, die Mitte und das Ende jedes Gedankens – bevor er in den nächsten Gedanken übergeht. Noch konzentrierter können wir vielleicht für einen Augenblick sogar die weite Bewusstheit sehen, die unserer Freude sowie unserem Kummer Auftrieb verschafft.

Nachdem du eine Zeit lang spazieren gegangen bist, solltest du dich im fleckigen Schatten eines großen Baums ausruhen. Setze dich ruhig hin und denke mit Achtsamkeit nach, die sich mit jedem beobachteten Schritt verstärkt hat. Spüre den Körper, in dem du sitzt, höre den Geräuschen zu, die augenblicklich zu hören sind, spüre den Windhauch auf deiner Haut, beobachte die Gedanken, die wie Waggons an einem Bahnübergang vorbeirollen, betrachte den Inhalt des Geistes als einen sich entwickelnden Prozess, als die Entfaltung des Vorübergehenden. Fühle, wie hart der Bauch geworden ist, der sich erfolglos vor dem Schmerz zu schützen versucht, und lasse etwas mehr Barmherzigkeit in diesen Platz der Trauer.

Indem wir aufmerksamer für unsere Umgebung werden, erlangen wir mehr Aufmerksamkeit für unsere innere Behausung. Langsam wird das Versteckte sichtbar: eine Ameise, die für ihren Stamm Erkundungen durchführt, eine Biene, die Pollen sammelt, Wolken, die uns an Elefanten und gestrauchelte Freunde erinnert. Nach und nach resoniert das erst Unhörbare wieder in unserem inneren Ohr: trillernder Vogelgesang und Wind, der in dem Baumwipfeln rauscht und über den Boden pfeift. Eine alte, versunkene Erinnerung taucht auf, eine vergessene Liebe oder ein vergessener Schmerz, ein Augenblick der Angst, ein Augenblick der Wut, ein Augenblick des Erstaunens, ein Augenblick der Erneuerung huscht hinter den Augenbrauen vorbei und durch das Herz. Wir richten uns auf einer Ebene der Ruhe ein und fördern „Wärme und geduldige Atmung". Wir atmen Wärme und Barmherzigkeit in das Zentrum unseres Herzens. Wir atmen langsam und geduldig das Festhalten, die Vergesslichkeit und die Gnadenlosigkeit aus, die lange Schatten auf den Geist werfen.

In glücklichen Augenblicken wird das Leben überraschend einfach. Man wartet nicht auf Gott oder die Befreiung. Wir existieren geduldig und sehen, dass das ruhende Herz genügend Platz für die gesamte Schöpfung hat. Wenn wir unsere Ungeduld aufgeben, erkennen wir etwas in und um uns, was zu schön ist, um in Worte gefasst zu werden: die Sonne, die den weiten Himmel von Horizont zu Horizont erleuchtet, und unser inneres Leuchten, den Lebensfunken der Bewusstheit, das den grenzenlosen Geist erleuchtet.

Manchmal gehen wir nur, um uns vorwärts zu bewegen, ein anderes Mal, um einem anderen Menschen zu helfen. Mit einem Kind oder mit einer anderen geliebten Person zu wandern, enthüllt oft neue Horizonte, zeigt, was im Inneren unbewegt geblieben ist. Bei einem Spaziergang mit einem trauernden Kind teilt man Gedanken und Gefühle mit ihm. Das Gespräch fließt von alleine, Gefühle lassen sich leichter ausdrücken und an Träume kann man sich besser erinnern. Ruhe unterstreicht die Vorwärtsbewegung, indem jeder Fuß innehält, um den Boden zu prüfen.

Ich erinnere mich, dass ich lange durch ein Vakuum gegangen bin, das die Abwesenheit einer geliebten Person hinterlassen hatte. Anfangs hemmten meine Tränen und der Wunsch umzukehren meinen Schritt. Aber ich ging durch die Mauer des Widerstands und sprach im Herzen mit der geliebten Person. Einsamkeit, Unabgeschlossenheit und Schuldgefühle zwangen mich, mich zitternd am Wegesrand hinzusetzen. Und plötzlich strömten seit Langem vergessene Erinnerungen in die erstaunliche Weite meines Herzens. Ich war glücklich, dass ein derartiger Verlust mit einem so großen Liebesgefühl einhergehen kann. Es vermochte meine zerstörte Welt zu beruhigen.

Wir müssen nicht befürchten, uns zu verirren: Wenn wir einen Schritt nach dem anderen machen, finden wir irgendwann den Weg nach Hause.

19
Die Atmung des Herzens

Lily war seit Langem niedergeschlagen gewesen, als sie jene leichte Übelkeit bemerkte, die oft eine Phase der Trauer ankündigt. Ihre ganze Aufmerksamkeit wurde von dem Schmerz im Zentrum ihrer Brust in Anspruch genommen. Sie konnte kaum noch atmen. Sie hatte den Eindruck, ihre Atmung oder sogar ihr Herzschlag würde aufhören.

Die Zeit zwischen den Atemzügen kam ihr endlos vor. Bis sie intuitiv erkannte – vielleicht aufgrund tausender Vorstellungen von Liebe und Verlust in ihren Zellen – dass ein Atemzug, der direkt in den Schmerz gezogen wird, das Herz wiedererwecken kann.

Sie spürte, dass in der ungewöhnlichen Intensität der Erfahrung etwas Heilendes lag und sie das „verzehrende Feuer", wie sie es nannte, löschen könnte. Sie gab nach und ließ ihren Atem in den Mittelpunkt ihres Herzens fließen. Sie rang nach Luft wie jemand, der gerade aus dem Meer gefischt worden war. Ihre Brust schien wie explosionsartig geöffnet, als sie voller Dankbarkeit einen Atemzug direkt in ihr gebrochenes Herz strömen ließ.

Ihr Körper erbebte, als eine Welle der Gnade durch sie schwappte. Sie seufzte vor Erleichterung und begann, alle Liebe einzuatmen, die sie in ihrem Leben erfahren hatte, und einen Teil des Kummers auszuatmen.

Alles, was sie je verloren hatte, die während ihres

ganzen Lebens begrabene Trauer, verband sie mit einer bisher verleugneten Liebe und der Gnade des Mitgefühls.

Wir haben bislang vom „Öffnen des Herzens" als einer Erweiterung des Geistes gesprochen, es kann jedoch auch die Arbeit mit dem Energiezentrum in unserer Brustmitte bedeuten. Viele Yoga-Praktiken beziehen sich auf das Brustzentrum, das durch etliche Methoden „geöffnet" werden kann, um liebevolle Güte zu erfahren. Die klassische Übung des Atmens in das Energiezentrum des Herzpunktes führt direkt zu „unserem wahren Herzen".

Wenn wir in unser Herz ein- und ausatmen und es sich an der Oberfläche Luft machen kann, atmet es tiefer. Unser Leben reicht bis in das hinein, was es wertvoll macht. Wir fühlen, wie sich Leben in der Brust ausdehnt, wie bei einer Mutter, die ihre Arme öffnet, um ihr neugeborenes Kind zu begrüßen. Und wenn das Herz sich weitet, um dieses neue Leben zu empfangen, ist es größer als je zuvor, da es so viel Schmerz in sich aufnehmen musste.

Fühlt man einen Verlust, verwandelt sich jener zarte Herzpunkt in einen Trauerpunkt, der bei den meisten Menschen durch unbewältigten Kummer, Enttäuschung und einem seit Langem aufgeschobenen Bitten um Frieden blockiert ist.

In unserer Brustmitte können wir etwas vom Ursprung des Lebens selbst spüren: das Leben und den Tod, all die Gewinne und Verluste, all die Wunder, die jenseits unserer Angst und des unglücklichen Klammerns an unserem Leid verborgen liegen.

Unter den Schichten des Kummers entdecken wir eine andere Ebene unseres Lebens. Doch dieses Vordringen in die unbewältigte Trauer scheint manchmal ein ganzes Leben zu dauern. Gelingt es jedoch, wird das Gefühl, verloren zu sein, im Einklang mit Herz und Seele in einem Vertrauen auf neue Möglichkeiten vereinigt.

Unter den verwirrten Gedanken, Empfindungen und Gefühlen beginnen wir, die düstere Schicht, die unser Leben verdunkelt, zu spüren. Gleichzeitig nehmen wir das unmittelbar darunter liegende Gefühl des Lebendigseins wahr. Diese Blockaden auf dem Weg zu unserem Herzen verhindern persönlichen Frieden und allumfassendes Mitgefühl. Es ist eine Dornenkrone, die das heilige Herz umgibt.

Im Zentrum der Trauer wird aus unserem mentalen Schmerz ein konkreter und realer. Das Einatmen des Schmerzes in die Brustmitte gewährt dem unbeachteten Kummer Einlass, während das Zentrum der Trauer langsam von seinen Blockaden befreit wird. Dies geschieht durch einen barmherzigen Atem und einen Geist, der seinem Schmerz verzeiht, weil er die Türe zu dem geöffnet hat, was „der Berührungspunkt des Herzens" genannt wird.

Wenn wir jenen Schmerz als traurige Panzerung unseres Herzens wahrnehmen, können wir bis zum Ozean des Mitgefühls, der unter diesem Schutzpanzer liegt, atmen. Barmherzigkeit durchdringt die Schichten von Angst und Enttäuschung, die durch unbeachteten Kummer verbunden sind und deshalb den Eingang zum Herz blockieren.

Wenn wir die Unnachgiebigkeit aufgeben, mit der unser Leiden festgehalten wird, lindert Barmherzigkeit unseren Schmerz wie ein heilender Umschlag. Barmherzigkeit dringt zwischen die isolierten Schichten. Liebenswürdigkeit, in die wir schon lange das Vertrauen verloren hatten, kann den Schmerz und seine Umklammerung des Herzens lösen.

Wir verirren uns nicht mehr in dem, was einst die Verdunklung der Seele zu sein schien, sondern werden vom Mitgefühl durch die Reiche der Dankbarkeit und Vergebung geführt, die einmal unter so viel Trauer begraben waren. Der ungehinderte Atem öffnet einen Weg durch das Bewusstsein und erweckt das Herz zu neuem Leben.

Lily sagte über die Momente, in denen sie wieder zu Atem gekommen war:

„Ich atmete Gnade und Vergebung ein. Ich fühlte mein Herz warm werden. Als ich meinen Atem, mein Leben, zurück in die Welt kommen ließ und langsam ausatmete, fühlte ich mich, als sei ein Stahlband von meinem Herzen entfernt worden."

Wenn wir die Kontrolle über unsere Atmung abgeben, atmet die Atmung von ganz alleine. Wir gestalten sie nicht und halten sie nicht fest. Wir lassen das Misstrauen los, das den Bauch umklammert und noch den nächsten Atemzug beeinträchtigt, und erlauben der Atmung, von alleine friedlich zu kommen und zu gehen. Wir werden weich, um den Rest unseres Lebens zu erhalten. Niemand ist je daran gestorben, nicht geatmet zu haben. Wir sterben, wenn der Herzschlag aufhört.

20
Die Ressourcen des Herzens abklopfen

Einige Menschen, die in ihr Herz atmen, klopfen dabei auf ihren Trauerpunkt, so als würden sie eine geliebte Person sanft wecken.

Für viele erzeugt diese einfache physische Berührung in dieser Region des Brustkorbs ein energetisches Gleichgewicht, das eine tiefere Hingabe an das Mitgefühl fördert und das Vertrauen in den Entwicklungsprozess stärkt.

Einige Menschen klopfen in Harmonie mit ihrem Atem oder zum Rhythmus ihres Schritttempos, um das Herz aus dem Schatten zu locken, damit es in Zeiten der Not hilft.

In Japan ist es Brauch, dass sich Trauernden nach dem Tod eines geliebten Menschen weiß kleiden und ihren Kopf scheren. Jeder in der Gemeinde erkennt diese Geste der Liebe und schließt sich den Gebeten des Trauerzugs an. Vielleicht werden wir eines Tages Menschen sehen, die sich zum Rhythmus ihrer Schritte, während sie die Straße entlanggehen, auf ihr Herz klopfen. Unsere Gesellschaft wird so mit ihnen verbunden sein, dass alle miteinander für das Wohl aller, im Vorbeigehen, gleichsam auf ihr Herz schlagen.

Das Abklopfen des Herzens ist eine effektive Technik, um zu den Schichten von Gefühllosigkeit und Unerledigtem vorzudringen. Sie bedeutet Bewusstheit und somit Heilung für die betroffene Stelle. Sie begünstigt den Aufbau einer barmherzigen Verbindung zu den Blockaden des

Herzens, ein Ablegen unseres Panzers, der sich Schicht um Schicht aus Enttäuschung und unverarbeiteten Verwundungen zusammensetzt.

Das Gebiet rund um den Herzpunkt fühlt sich eventuell taub an. Aber Taubheit ist kein Zeichen von Gefühllosigkeit, sondern von Vorhandensein. Wenn das Herz erneuert wurde, kann der Trauerpunkt durch Herzatmung und das Abklopfen der Energiepunkte, die den Berührungspunkt des Herzens aufdecken, langsam gereinigt werden. Im Kummerzentrum tritt dann manchmal eine gesteigerte Gefühlswahrnehmung auf.

Einige Menschen verstärken den Prozess und nehmen direkteren Kontakt zu diesem höchst sensiblen Gebiet auf, indem sie mit dem Daumen leicht auf den Trauerpunkt drücken und die Stelle über dem Herz kreisförmig massieren. Wer es ausprobiert, sollte beim Massieren darauf achten, den Prozess nicht beschleunigen zu wollen, indem man zu hektisch presst oder mit zu viel Gewalt, da Gewalt das Herz verschließt.

Viele Menschen berichten, dass die kreisförmige Massage des Trauerpunktes, während sie sich an Liebe oder Verlust erinnerten, ihnen half, den Verlust anzunehmen. Barmherzigkeit durchströmte sie. Jedes langsame Umkreisen verschaffte ihnen besseren Zugang zum Herzpunkt.

Wenn man den Atem auf den Trauerpunkt lenkt und mit dieser Wärme das Herz wieder belebt, dann bildet unsere Sehnsucht nach Ganzheit im Innern einen direkten Weg dorthin.

Wir haben so viel Angst, Zweifel und Misstrauen erlebt, ganz zu schweigen von den verborgenen Dingen, die wir schon seit so langer Zeit empfunden haben, aber nicht offenbaren konnten. Die vielen Arten, auf die wir uns selbst aus unserem Herzen ausgeschlossen haben, all die Selbstbezichtigungen und die geächtete Scham, klammern sich an den Verlust.

Wenn wir unsere Umklammerung loslassen, können wir einen Atemzug nach dem anderen in unser Herz leiten. Wir überführen Hoffnungslosigkeit und Hilflosigkeit in das Meer unseres Mitgefühls, das in unserem Herzpunkt liegt.

Wenn wir dann unsere Hand wegnehmen, können wir rund ums Herz immer noch einen heiligen Kreis fühlen.

Wie die Praktik des Abklopfens des Trauerpunktes und des Atmens ins Herz, so ist das Leben selbst ein Experiment der Wahrheit. Wir werden uns nicht an einem Wochenende von all unserer Trauer befreien können, auch nicht, wenn wir sie verinnerlichen. Doch wir werden unserem Schmerz mit Liebe begegnen. Das ändert unsere Welt.

Solche Techniken können als Einführung dienen und uns für ganz neue Möglichkeiten öffnen, sie können aber auch scheinbar nirgendwohin führen. In jedem Fall sollte man sich selbst mit diesen Praktiken belohnen. Unser üblicher Zweifel, Buddha könnte uns gemeint haben, als er sagte, wir fänden niemanden, der die Liebe so sehr verdient wie wir selbst, ist eine Folge des unbeachteten Kummers. Deshalb ist es notwendig, uns selbst wiederzuentdecken.

Eigne dir diese Techniken an. Es ist in Ordnung, wenn es eine Weile dauert. Wir brauchen Zeit, um zu heilen, um unsere Geburt vollkommen zu machen, um in unsere Welt zurückzukommen.

21
Ein Tag der liebevollen Güte

Wie fühlt es sich wohl an, an einem Tag aufzuwachen, der der liebevollen Güte gewidmet ist?

Güte ist die Eigenschaft, der geistige Zustand, der uns den Zugang zum Seelenfrieden zeigt. Sie ist die Eigenschaft, die Angst, Aggression und kalte Gleichgültigkeit in besonderem Maße überwindet.

Diese Eigenschaft, dort Frieden zu schaffen, wo es zu Krieg kommen könnte, wurde mir vor Kurzem in einem Traum dargelegt. Kurz vorm Aufwachen sah ich eine Nemesis des Alters und verhärtete meinen Bauch, als sie näher kam. Doch als sie an mir vorbeiging, strich sie zu meiner Überraschung mit sanfter Hand über meine Wange, und ich fühlte, wie die Angst aus meinem Bauch wich und mein Herz sich wie eine Lotusblüte öffnete.

Güte ist ein befreiender, vorurteilsfreier Zustand der Klarheit, der auf das Herz zugreift und den Geist beruhigt. Sie füllt die Gedanken mit Würde und die Taten mit Gnade. Sie mildert die tief eingebrannten, verletzenden inneren Zwänge unseres Geistes und bietet Alternativen. Sie schwächt Vorurteile ab und bejaht eine neue Ebene der Verantwortung. *Sie erkennt, dass Verantwortung die Fähigkeit ist, sich einzulassen, statt die Notwendigkeit zu reagieren.*

Die Praxis der liebevollen Güte beginnt mit dem einfachen Prinzip: niemanden zu verletzen und Respekt vor allem Leben zu haben. Sie erinnert uns daran, dass wir andere oder uns selbst aus eigenem Leid heraus durch Worte, Taten oder sogar im Gedanken verletzen. Sie erinnert uns daran, jedem mit Freundlichkeit zu begegnen – auch uns selbst. Wir vernachlässigen unser wahres Selbst so sehr, dass manchmal sogar jene Menschen, die Nichtverletzung gegenüber allen fühlenden Wesen gelobt haben, sich selbst aus dieser Kategorie der auf Mitgefühl angewiesenen Wesen ausschließen.

Niemandem Leid zuzufügen und den Schmerz, den die Produktion vieler lebensnotwendiger Dinge unseres Lebens verursacht, mit dem Segen der Barmherzigkeit zu belegen, ist ein rationaler Entschluss. Es ist sehr sinnvoll, mit Dankbarkeit zu essen und zu atmen, sich durch unsere Städte und Wälder zu bewegen, mit einer Ahnung dessen, was die Ureinwohner Amerikas als „die heilige Art der Bewegung" bezeichnen, den Tag leicht zu nehmen.

Güte lehrt uns, dass wir zu denen, die wir nicht lieben, liebevoll sein können – sogar zu denen, die wir überhaupt nicht mögen.

Natürlich ist es leichter, geliebten Menschen oder unseren Freunden fürsorglich und liebevoll zu begegnen. Nach und nach können wir aber lernen, in diesen Kreis sogar jene, die wir nicht einmal kennen, einzubeziehen und ihnen wohlwollende Gedanken zu schicken. Wie etwa den traditionellen Spruch der Güte: „Mögest du frei von Leid sein und Frieden finden."

Lass die Angst, die den Ausdruck deines Herzens begrenzt, die natürliche Neigung, sich um andere Wesen zu sorgen, los. Denke daran, dass andere Wesen, genau wie du selbst, glücklich sein wollen.

Liebevolle Güte bietet unserem Leben ein breiteres Spektrum. Möglicherweise stellt man fest, dass das Übertragen von Güte auf andere – auch auf die, die wir vielleicht nicht mögen – weniger schwierig ist, als solche Gedanken auf uns selbst zu übertragen. Liebe auf uns selbst zu übertragen, öffnet den blockierten Weg zu bedingungsloser Liebe für alle fühlenden Wesen. Wenn wir uns selbst lieben, können wir auch jeden anderen lieben.

Stelle dir vor, dass du ein Kind wärst, rede dich mit Vornamen an und sage: „Möge ich frei von Leid sein und Frieden finden." Oft prallen diese Worte, wenn man sie das erste Mal bei sich selbst anwendet, von unserem Herzen ab, als sei es aus Stein. Mit der Zeit entsteht jedoch eine wachsende Dankbarkeit, ja sogar Sensibilität, gegenüber der Liebenswürdigkeit und dem Vergeben, die sich dann wieder auf die Welt erstreckt.

Oder wie es das Sprichwort ausdrückt: „Wie man in den Wald hineinruft, so schallt es heraus."

Genauso wie wir die wachsende Macht der Güte spüren, wenn wir sie gegen uns richten, so mögen auch andere etwas von diesem Segen fühlen, wenn wir ihn auf sie richten. Dies ist eine lebenslange Aufgabe und Freude.

„Mögen alle fühlenden Wesen von ihrem Leid befreit werden. Mögen alle Wesen, angefangen von denen, die ihren ersten Atemzug machen, bis hin zu jenen, die ihren letzten tun, genau in diesem Augenblick, die Größe ihres wahren Herzens spüren. Mögen sie die Lebensfreude kennenlernen, die ihr Geburtsrecht ist."

Einige Menschen werden natürlich befürchten, dass ein geöffnetes Herz sie zu leichtgläubig oder zu anfällig für schlechte Intentionen anderer machen könnte oder zum Opfer für jene, die sie ausnutzen wollen. Das erinnert mich immer an die Geschichte einer Freundin. Eines Nachts fuhr sie in einem offenen Wagen langsam eine Straße in Indien entlang, als sie von einem betrunkenen Kerl überrascht wurde, der aus einem dunklen Eingang heraussprang und sich auf sie stürzte. Glücklicherweise hatte ein männlicher Begleiter die Geistesgegenwart, den Angreifer von ihr loszureißen und schnell aufs Gas zu drücken. Nachdem sie zum Meditationszentrum zurückgefahren war, wo sie übernachtete, ging sie zu ihrem Lehrer und fragte ihn, was die richtige Reaktion auf diesen Überfall gewesen wäre. Er fragte sie, ob sie zum Zeitpunkt des Geschehens einen Regenschirm bei sich getragen habe, was sie bejahte. Darauf sagte ihr Lehrer: „Sie hätten den Regenschirm nehmen und ihn dem Typen mit all der Güte, die in Ihrem Herz schlägt, über den Kopf hauen sollen!"

Pflegt man die Liebe anfangs bewusst, wird sie bald zu einem Teil des eigenen Wesens.

22
Vertrauen in unseren Schmerz

Um mit unserem Schmerz Frieden zu schließen, müssen wir lernen, ihm so zu vertrauen, dass wir uns ihm annähern können, ohne dabei den Bauch anzuspannen. Zuerst müssen wir uns für unseren Schmerz erweichen und ihm Gnade zukommen lassen. Danach können wir endlich unseren großen Schmerzen vergeben.

Der vielleicht schwierigste Balanceakt ist, unserem Schmerz zu vertrauen, um die Heilung zuzulassen. Schmerz ist umgeben von Angst und wird von ihr eingekapselt. Wir neigen dazu, Hass in unsere Schmerzen zu senden, ganz gleich ob es sich um körperlichen oder seelischen Schmerz handelt. Schmerz ruft Zorn hervor, verursacht Spannungen und verbittert, wenn man sich ihm mit etwas anderem als Mitleid nähert. Wenn wir dem Schmerz mit Angst begegnen, produziert er einen unlösbaren Knoten aus Selbstmitleid, doch wenn wir ihm mit Liebe begegnen, produziert er Mitgefühl, das sich auf jeden Schmerz übertragen lässt. Leider sperren wir uns anfangs oft dagegen, uns beim ersten Einströmen der Gnade besser zu fühlen.

Die Art und Weise, wie wir mit unserem Schmerz umgehen, zeigt, wie wir mit uns selbst umgehen. Die Art, wie wir den Schmerz wegschieben, zeigt, wie wir versuchen, sämtliche unangenehme Erfahrungen auszuradieren.

Unser Bauch gibt uns ein bemerkenswertes Feedback darüber, wann und wie sehr wir uns vom Leben abkehren:

Die Härte in unserem Bauch gibt uns Auskunft über die Härte unserer Psyche.

Wenn wir uns unseren psychischen und physischen Schmerzen gegenüber verhärten, wenn wir gegen sie Krieg führen und sie zu überwältigen versuchen, dann wird uns der Schmerz bei lebendigem Leibe auffressen. Die unterdrückte Angst unseres unbeachteten Kummers zieht den Schmerz an, so wie eine Infektion eine offene Wunde befällt. Sie kann den Wunsch zu sterben in uns entstehen lassen. Sie sammelt sich um jeden Schmerz und jede Krankheit. Es braucht viele Schmerzmittel, bis man den festgefahrenen Widerstand überwindet und den Knoten der Gefühle erreicht. Trauer zu unterdrücken erschöpft. Es verursacht durchdringende Schmerzen.

Wenn wir unter seelischen oder körperlichen Schmerzen leiden, halten wir oft den Atem an. Geben wir uns ihm allerdings hin, halten ihn nicht länger an oder kontrollieren, sondern vertrauen darauf, dass der Atem von alleine fließt, können wir die Kontrolle abgeben und lernen, mit unserem Schmerz Frieden zu schließen.

Realitäten schaffen

Viele Vorstellungen führen dazu, dass wir unseren Schmerz vergraben. Eine davon ist die Vorstellung, wir hätten unsere Wirklichkeit selbst erschaffen und somit auch unser eigenes Leid. Obwohl in aller Unschuld gedacht, verstärkt diese Idee unsere Tendenz zu glauben, dass wir es verdienen zu leiden. Wir glauben, die Tatsache, dass wir uns selbst hierhin gebracht haben und es nicht schaffen, uns selbst wieder rauszuholen, beweise unsere ursprüngliche Schwäche, die den Schmerz verursacht hat. Das ist einer jener Gedanken, über die mein Lehrer sagte:

„Wenn du glaubst, dass es so ist, dann ist es auch so; wenn du glaubst, dass es nicht so ist, dann ist es nicht so." Sie berücksichtigt weder Veranlagung noch Zufall.

Wir erschaffen unsere Wirklichkeit nicht, wir führen unsere Wirklichkeit aus. Wir sind nicht verantwortlich *für* unseren Schmerz, sondern wir sind *ihm* verantwortlich. Die erstere Auffassung erzeugt Schuld, die der Heilung entgegenwirkt. Die zweite öffnet unser Herz für unseren Schmerz. Die Abendnachrichten regen einen auf, und eine Stunde später hat man einen Herzinfarkt. Die Wirklichkeit hat sich geändert. Wir machen uns Vorwürfe, wir hätten uns falsch ernährt, uns zu wenig bewegt und unzählige weitere Dinge. Wir beschimpfen unser schwaches Herz. Doch mit jeder Selbstverurteilung verhärten wir uns, verschärfen das Problem und entfernen uns von der Lösung. Wir führen Krieg gegen unsere Krankheit oder Verletztheit. Wenn wir uns jedoch friedlich mit ihr beschäftigen und ihr Gnade und sogar Vergebung schicken, wird sie im Innern weicher, beruhigt sich und vermittelt mehr Frieden. Verantwortung zu übernehmen, bedeutet, unseren Lebensstil zu ändern, anstatt uns selbst zu hassen und so die Heilung zu blockieren und das Herz zu verkrampfen. Wenn wir unseren Widerstand aufgeben, uns dem Schmerz öffnen und ihn erweichen, lassen wir die Heilung einströmen.

Auch wenn wir den Schmerz nicht selbst erschaffen, haben wir doch immer die Möglichkeit, seiner Lehre des Mitgefühls Folge zu leisten. Zwischen dem beschränkten, oberflächlichen Geist und der bedingungslosen Liebe des offenen Herzens besteht ein Interessenkonflikt. Das Problem reicht sogar noch tiefer. In der Weigerung, Verantwortung für den eigenen Schmerz zu übernehmen, verleugnen manche Menschen bewusst ihre Verantwortung gegenüber anderen, die Schmerzen zu ertragen haben. Sie reagieren nicht auf deren Leiden, weil sie gnadenlos glauben, dass die anderen sich den Schmerz selbst zugefügt hätten und sich der Verantwortung für ihren Schmerz verweigern würden, so wie sie sich insgeheim dafür verurteilen, das Gleiche zu tun. Das ist eine gefährliche Denkweise. Manche Leute vergöttern den Schmerz sogar und glauben, dass Leid gut für die Seele sei.

Mein Lehrer, von dem ich bereits berichtet habe, hat oft davor gewarnt, Theorie und Praxis zu verwechseln. Seiner Ansicht nach ist der Unterschied zwischen beiden nirgendwo größer als im individuellen Umgang mit großen Schmerzen, vor allem auf dem Sterbebett. Er wies darauf hin, dass in den Schriften so unterschiedlicher metaphysischer Lehren wie dem Buddhismus und dem Katholizismus vor Höllenstrafen, unglücklicher Wiedergeburt usw. gewarnt werde. Wir müssten leiden, um Heiligkeit zu erreichen.

Er sagte ganz klar: „Leiden ist nicht heilig." Und kein „Aberglaube und Ritual", vor denen schon Buddha warnte, könne das ändern! Derartige Theorien, die auf der Angst vor dem Jüngsten Gericht beruhen, werden in der Praxis nicht bestätigt. Wenn wir unser Bewusstsein durchforsten, finden wir weit und breit keinen Hinweis darauf, dass Schmerz mit einem Platz im Himmel belohnt wird. Es gibt keine „ausgleichende Gerechtigkeit".

Leiden ist keine Gnade. Die Gnade ist unsere wahre Natur.

Das Lob des Leidens ist das Werk von Priestern, die die Lehren vieler großer Herzen wie Jesus über Buddha bis Mohammed pervertieren. Eine derartige Denkweise führt zu Ungläubigkeit und in einigen Religionen zur Vorstellung, dass wir geboren werden, um in der Hölle zu schmoren.

Berichte über Nahtoderfahrungen sprechen davon, dass man in den Augenblicken nach dem Tod – nach dem Verschwinden der Schmerzen und der Haftung am Körper – erleichternde Freude verspürt. Auch die düstersten heiligen Schriften können nicht leugnen, dass hierin unsere wahre Natur besteht.

Mein Lehrer nahm meine Hand und erinnerte mich daran, dass wir unser Leben mit liebevoller Güte füllen sollen. Wenn wir das tun und mit unserem Schmerz Frieden schließen, wird sich unser Tod um sich selbst kümmern.

23
Ein Tag im schmerzvollen Herzen

Wie wäre es, wenn wir eines Tages aufwachten und unser Herz für den Schmerz geöffnet wäre?

Wie wäre es wohl, wenn wir unserer schlechten Gewohnheit, unseren Schmerz abzulehnen, mit Mitgefühl und Bewusstheit begegnen würden? Sind wir nicht mehr von unseren Wunden hypnotisiert und machen aus unserem Schmerz keine Religion mehr, durch die wir uns definieren, dann rennen wir nicht mehr um unser Leben.

Vor einigen Jahren saß ich neben einem 15 Monate alten Mädchen, dessen Krebserkrankung bereits im Mutterleib begonnen hatte. Als ich um ihr Leben betete, sagte mir eine Stimme tief im Innern, ich solle aufhören. Ich wisse nicht genügend, um solch ein Gebet zu sprechen. Sie sagte, ich versuche nur vorherzusagen, was Gott tun würde. Ich wisse nicht wirklich, was ihr Geist nun brauche. Nur der Schmerz in diesem vergänglichen Körper, der den sie liebenden Personen entrissen werde, lehre sie, ihr unerschöpfliches Potential zu entwickeln. Sie sei, wie wir alle, im Schoß des großen Mysteriums. Das einzig angemessene Gebet laute: „Mögest du das Beste aus diesen Möglichkeiten machen!"

Wenn wir unsere Heilung teilen, wünschen wir all denen Wohlergehen, die sich wie wir in einer schwierigen Situation befinden. Das Herz flüstert: „Mögen wir alle das Beste aus diesen Möglichkeiten machen!"

Wir wissen das Potential der Heilung zu schätzen. Es

liegt darin, dem bis vor Kurzem noch Abscheu Hervorrufenden nun mit Gnade und Aufmerksamkeit zu begegnen. Wir können zu uns selbst sagen: „Möge ich das Beste aus diesen Möglichkeiten machen!"

Es heißt, nichts sei wahr, bis wir es selbst erlebt haben. Versuchen wir also, Liebe an den Ort der Angst zu senden, Gnade an einen Ort in unserem Körper zu schicken, der in Angst zusammengezogen ist. So können wir einen leichten Schmerz nutzen, um die Wahrheit der Erweichung zu erfahren. Erkennen wir, dass die Arbeit mit körperlichen Schmerzen ein Test für die Arbeit mit mentalen Schmerzen ist, löst sich das körperliche Unbehagen auf.

Wenn man genau beobachtet, bemerkt man, dass man während körperlicher Schmerzen den entsprechenden Körperteil verbannt und isoliert. Man schließt das aus, was um Hilfe ruft. Genau so gehen wir mit unserer Trauer um.

Stößt man sich den Zeh, entsteht mehr als körperlicher Schmerz. Trauer breitet sich in der Wunde aus, gefolgt von Unzufriedenheit und Selbstmitleid. Man gibt Gott die Schuld. Wenn wir in der Dunkelheit stolpern und hinfallen, verfluchen wir uns dafür, so tollpatschig gewesen zu sein, genauso wie dafür, unsere Blase nicht bis zum Morgengrauen kontrollieren zu können und die Brenndauer der gerade erloschenen 1000-Stunden-Glühlampe nicht überprüft zu haben. Der blaue Fleck zeugt von Selbstverurteilung und einem irrationalen Verantwortungsbewusstsein.

Wenn du das nächste Mal eine kleine Verletzung hast, dir beispielsweise den Zeh oder auf den Ellenbogen stößt, solltest du einmal darauf achten, wie lange es dauert, bis sie verheilt – wenn du dich für sie erweichst und ihr mit liebevoller Güte begegnest. Dann vergleiche diesen Zeitraum mit der Spanne, in der eine ähnliche Verletzung heilt, wenn du dich von ihr abwendest und sie der Angst und dem Widerstand überlässt. Stelle die Heilung einer geistigen oder körperlichen Verletzung, in der nach und nach liebevolle Güte angesammelt wurde, einer Verletzung gegenüber, die verlassen wurde.

In mehreren Doppelblindstudien wurde gezeigt, dass das Immunsystem Verletzungen besser heilen kann, wenn man sich dem Schmerz öffnet. Widerstand wird zu ungekannter Akzeptanz des Augenblicks. Hoffnungslosigkeit wird am Ort ihres Entstehens begegnet. Wir sind nicht hilflos und können aktiv in das eingreifen, was wir meinten, erdulden zu müssen.

Die Arbeit an unserem und dem Schmerz geliebter Personen gibt uns die Fähigkeit zu einem Mitgefühl, das es uns ermöglicht, länger an ihrem Bett zu verweilen, wenn wir am dringendsten gebraucht werden. Es erlaubt es uns nicht, wegzurennen.

Um unser Heilungspotential auszuschöpfen, müssen wir um den Schmerz herum weich werden und den Widerstand schmelzen, der ihn isoliert. Wir müssen mit Gnade in ihn eintreten, statt ihn mit Angst einzumauern. Wir überwinden die Barrikaden der Angst und die Verteidigungswälle des Schmerzes. Wir müssen Liebe – die vollständige Akzeptanz unseres Schmerzes – in das Bündel der Empfindungen eintreten lassen, das Körper und Geist so erregt.

Mit Geduld kann man den Zweifel ziehen lassen. Viele Ängste warnen uns davor, uns jenseits der Taubheit zu öffnen, die den Schmerz umgibt. Wenn wir es jedoch zulassen und die Ängste untersuchen, erkennen wir unser Klammern an ihnen, unseren zwanghaften Krieg gegen sie und die große Lieblosigkeit gegenüber uns selbst. Wenn wir uns in unseren Schmerz öffnen, weinen wir vor Dankbarkeit. Zwar verschwindet der Schmerz nicht, aber er verteilt sich in der Weite der Bewusstheit.

Der Schmerz lehrt uns, dass Barmherzigkeit und Bewusstheit in die Angst eindringen können. Aus einem inneren Wissen heraus hören wir im Leid eine Lehre des Mitleids. In unserem Schmerz finden wir den Schmerz, den wir alle teilen. Indem wir den Schmerz durch Barmherzigkeit erweichen, statt ihn durch Angst zu verhärten, weitet sich das Herz. Aus „mein" Schmerz wird „der" Schmerz. So merkwürdig es klingen mag, wenn wir die Erkenntnisse beherzigen, die aus *unserem* Schmerz erwachsen, vermögen wir *den* Schmerz mehr zu schätzen.

Dem Weg vom Persönlichen zum Universalen folgend, finden wir in *unserem* Schmerz auch *den* Schmerz der anderen. In unserem Wunsch, frei von Leid zu sein, klingt der Ruf der anderen nach Befreiung aus ihren Schwierigkeiten mit. Finden wir die liebevolle Güte und begegnen mit ihr allen fühlenden Wesen, bringt sie die Erde dem Himmel näher.

Wenn wir dem Schmerz mit Barmherzigkeit begegnen, hören wir einen lautlosen Seufzer der Erleichterung, der der ganzen Welt zu helfen vermag. Ein Sinn des Lebens tritt zutage, eine Verbindung durch uns selbst zu allen anderen, die Balsam für das Leiden in der Welt sein kann.

24
Achtsamkeit: Eine Einladung zur Befreiung

Achtsamkeit bedeutet, zu wissen, was man tut, während man es tut – das Leben nicht als Erinnerung zu erfahren, sondern als *gelebte Gegenwart*.

Ich bewundere die Fähigkeit des Bewusstseins, sich selbst zu beobachten. Es ist fähig, eine befreiende Bewusstheit für den vergänglichen Strom des Bewusstseins zu entwickeln. Ehrfürchtig bestaune ich das Vermögen des „Beobachters", der Seele der Achtsamkeit, unser Leben mit Güte und Klarheit zu beobachten, ohne sich in den im Strom des Bewusstseins vorbeiziehenden Kommentaren zu verlieren. Die Fähigkeit, „Stimmen aus anderen Zimmern" und Bilder aus dem „Familienalbum" zu erfassen, ohne sich in den immer gleichen, alten Tagträumen zu verlieren. So oft flüchten wir uns in sie, um dem alltäglichen Leben zu entkommen. Wenn wir die unwiederbringliche Vergangenheit und die unvorhersehbare Zukunft loslassen, entdecken wir in der gelebten Gegenwart unser Selbst.

Indem wir das Ein- und Ausatmen an den Nasenflügeln oder im weich werdenden Bauch beobachten und uns auf die augenblickliche Empfindung konzentrieren, betreten wir die Gegenwart auf der Ebene wortloser Empfindung. Eine große Stille. Nach und nach sammelt sich eine Konzentration, in der kein Gedanke und keine Empfindung, kein Wunsch und keine Erinnerung weggewischt, sondern mit unvoreingenommener Bewusstheit betrachtet wird. Eine völlig urteilsfreie Aufgeschlossenheit sieht zu, wie ein Gedanke in den nächsten schmilzt, ein Gefühl nach dem anderen entsteht, seine Geschichte erzählt und wieder verschwindet. Unsere rastlose Erziehung wird uns sagen, dass das bloße Beobachten der Entfaltung nicht ausreichen wird, unsere tiefe Verwirrung und Unzufriedenheit zu überwinden. Aber wir stellen fest, dass nichts so gut heilt wie Bewusstheit. Indem wir jeden Gedanken deutlich vor dem stummen Hintergrund der Empfindungen aufsteigen sehen, erkennen wir seinen Anfang, seine Mitte, sein Ende und sowie seinen Entfaltungsprozess in Geist und Körper.

Dieser Prozess, in dem wir die Aufmerksamkeit schärfen, um den Bewusstseinsstrom zu beobachten, wirkt sehr passiv. Tatsächlich aber wird der Inhalt des Geistes, von Angst bis Gier, von Zweifel bis Hass, durch die wiederholte Berührung einfacher Bewusstheit geheilt.

Wenn man Gefühle betrachtet, ohne sie zu beurteilen, alle entstehenden Gemütszustände näher bestimmt und alle voneinander abgrenzt, beispielsweise in Angst, Wut, Zweifel und Urteil, baut man eine Beziehung zu seinem Geist auf, statt sich von ihm zu entfernen. Man erkennt, wie diese Gefühle uns unaufhörlich durch unterdrückende Emotionen quälen, wenn man sie in ihrer üblich zwanghaften Weise walten lässt.

In der Stille atmet sich die Atmung selbst, während eine Empfindung nach der anderen und ein Gedanke nach dem anderen die immer größere Weite der Bewusstheit durchquert. Wenn wir den Bewusstseinsstrom beobachten, erkennen wir, wie eilfertig wir uns mit dem vorüberziehenden Traum identifizieren und uns für viel kleiner halten, als wir sind. Wir vergessen die unsterbliche Bewusstheit, die ursprünglich in den Körper eingetreten ist, um Leben hervorzubringen und den Tod zu überwinden.

Je bewusster wir uns sind, desto näher sind wir der Liebe.

Wenn die kalte Gleichgültigkeit, mit der wir unseren Schmerz einfrieren, zu schmelzen beginnt, erwacht das Herz zu neuem Leben.

Beobachten wir uns achtsamer, werden wir uns auch einer stärkenden Bewusstheit klarer. Gleichzeitig werden wir empfänglicher für die Empfindungen des Körpers. Wir werden in ihm lebendiger und erwecken dadurch den Geist noch weiter. Indem wir unsere Gemütszustände und körperlichen Muster beachten, wird uns die Tätigkeit des Geistes bewusster. Wir springen nicht mehr von einem Gedanken zum nächsten, ohne zu wissen, was wir denken. Erkennt die Achtsamkeit die traumartige Qualität des Denkens, beginnt sie die Entfaltung des Gedankens genau wie seinen Inhalt als Prozess zu beobachten. Sie überwindet die Schubladen unserer kleinen Identitäten und tritt zurück, um das große Ganze in den Blick zu bekommen. Wenn wir den Geist sowohl in seinem Prozess als auch aufgrund seines Inhalts schätzen, sind wir weniger an eine altbekannte Erziehung gefesselt. Dies erscheint wie eine Einladung zur Befreiung.

Achtsamkeit hilft uns, uns als mehr zu betrachten als bloße Marionetten im eigenen Kopfkino. Die Illusion auf der Leinwand ist das Bewusstsein, das durch die Kombination von Bewusstheit (das Licht des Projektors) und ihren Gegenständen (den aneinandergereihten Bildern auf dem Filmstreifen) erzeugt wird. Mit zunehmender Achtsamkeit können wir jeden einzelnen Gedanken deutlicher sehen und gleichsam den „Film" verlangsamen, sodass jedes Einzelbild sichtbar wird.

Wir werden umso zufriedener mit uns selbst, je besser wir den Prozess der Vorführung verstehen.

Wenn sich die Bewusstheit, aus der das Bewusstsein erwächst, auf sich selbst richtet, also das Bewusstsein seiner selbst bewusst wird, überwinden wir den oberflächlichen Geist. Wir betreten die Weite, die dahinter liegt und bekommen einen Eindruck der reinen Bewusstheit, die bedingungsloser Liebe gleichkommt.

Wenn wir das Licht hinter dem Schattenspiel des Bewusstseins sehen, beginnt sich das Auge der Weisheit – das Auge der Schönheit – zu öffnen.

Unser Leben entfaltet sich in Dankbarkeit.

Wir suchen die Freude der Befreiung, die den Geist von der alten, begrenzten Erziehung und der Last der Perfektion befreit, von der Suche nach einem abstrakten Prinzip und dem Vorgeben, besser zu sein, als wir sind. Dann entsteht eine befreiende Bewusstheit. Sie ermöglicht es, Zustände wie Ängstlichkeit zu beobachten, ohne dass der Geist sich mit ihnen identifiziert und sich zusammenzieht. *Meine* Ängstlichkeit wird zu *der* Ängstlichkeit. Der ängstliche Geist, für den die ganze Welt eine Bedrohung darstellt, reagiert *aus* Ängstlichkeit, aber wenn mit befreiender Bewusstheit *auf* die Ängstlichkeit reagiert wird, werden scheinbar unzugängliche Geisteszustände wieder zugänglich und zu einem Erfolg statt einer Niederlage. Ruhe entsteht, wenn das, was uns hilflos macht, durch Barmherzigkeit und Bewusstheit befreit wird. Es ist faszinierend, dass unter der Oberfläche dessen, was wir so oft persönlich genommen haben, ein recht mechanischer und geradezu vorhersagbarer Prozess abläuft. Und was uns anzugreifen schien, bringt nun das Herz der Achtsamkeit hervor.

Beim ruhigen Meditieren tauchen Gedanken auf, die normalerweise zu schwach sind, um wahrgenommen zu werden. Raffiniert wirkende Faktoren haben ihn nun an die Oberfläche gedrängt: die Tendenzen, aus denen er entstand. Mit diesem tieferen Blick durchstoßen wir die Oberfläche unserer Traumwelt. Gefangene Gedanken und Gefühle werden befreit und öffnen jetzt, was vorher unzugänglich war, im Licht klärender Barmherzigkeit und Achtsamkeit der Möglichkeit zur Heilung.

Ich kann mir schwer vorstellen, wie jemand durchs Leben, vor allem durch schwierige Zeiten, kommt, ohne zu meditieren oder zu einem größeren Zusammenhang, in dem sich unser Leben entfaltet, eine Beziehung aufzubauen. Ich kann mir nicht vorstellen, wie wir ohne den Boden, ohne Klarheit, ohne Gleichgewicht, ohne Stabilisierung auskommen – ohne Barmherzigkeit.

Erwachen ist die Reinigung des Geistes. Es trägt Mitgefühl und liebende Güte in die Welt. Es ist ein natürlicher Zustand (einigen zufolge der *natürlichste* Zustand), den man erfährt, wenn er nicht mehr durch den Widerstand gegen die tiefe Weite des Herzens verdunkelt wird. Er ist die Quelle der bedingungslosen Liebe, die sich einstellt, wenn wir in das bedingungslose Wesen des Geistes eingetreten sind.

Für die alltägliche Psyche ist es natürlich, auch nach der Erweckung des Herzens, die ganze Bandbreite der Emotionen zu durchleben. Aber sie reagiert seltener zwanghaft. Angst und Wut entstehen zwar weiterhin, aber sie bleiben nicht mehr so lang, wenn wir es ihrer natürlichen Unbeständigkeit gestatten, sie fortzutragen. Wenn wir nach Klarheit streben, werden die Konturen negativer Emotionen im Licht so deutlich, dass die Tendenz, sich ihnen zu ergeben, geringer wird. Und man kann sie schneller wieder abschütteln. Unter allen Unannehmlichkeiten und kleinen Ärgernissen, an die wir uns klammern, erscheint die Klarheit des Seins. Liebe ist ein Aspekt dieser Klarheit.

Man könnte meinen, dass Klarheit mit einem „wolkenlosen Himmel" identisch sei, aber Klarheit bedeutet auch, die Formen, Struktur und Dichte der Wolken sowie ihre genauen Umrisse auch noch direkt vor der Sonne deutlich zu erkennen und an das Licht zu denken, das sie von hinten anstrahlt. Nachts wären die Wolken unbeobachtbar, wenn der Mond des Bewusstseins nicht die Sonne der Bewusstheit reflektieren würde.

Klarheit ist Achtsamkeit plus Liebe. Beide stützen einander.

25
Ein Schweigetag

Buddha nannte es edles Schweigen.

Schweigen bedeutet eine Pause, eine Zeit zum Nachdenken. Sie ist eine der ältesten Formen der Heilung und besteht darin, die Energien nach innen zu richten. Sie ist ein Spiegel dessen, was uns schmerzt. In uns liegt etwas, etwas im Schmerz in der Mitte der Brust, etwas im harten Zusammenziehen des Bauches, etwas in der Zunge, die abwehrend gegen den Gaumen gedrückt wird, etwas in der Spannung des Kiefers, das sich nach Stille sehnt. Wir sprechen unentwegt mit uns selbst. Da wir nur sehr selten die Angst wahrnehmen, die in unserer inneren Prahlerei liegt, die Hoffnung in unserem Misstrauen, und da wir uns selbst kaum besser als den anderen zuhören, können wir davon profitieren, uns schweigend zurücklehnen und unserem inneren Dialog freundlich zuhören. In den einfühlsamen Schulen der Quäker wird selbst von den Kindergärtnern eine Schweigepause im Chaos des Schulalltags als sehr empfehlenswert empfunden.

Wie mag wohl ein dem Schweigen gewidmeter Tag aussehen? Wie wird es sein, wenn man die Energie, die normalerweise für die Sprache gebraucht wird, nach innen, zum Herzen hin fließen lässt? Wenn man die Energie, die normalerweise darauf verwandt wird, sich verständlich zu machen, seine Position als die richtige, sich selbst als verdienstvoll darzustellen, einfach unausgesprochen lässt? Wenn der innere Zwang zur Selbstverteidigung, für die

die Sprache so oft verwandt wird, in Barmherzigkeit für diese schmerzhafte Neigung verwandelt wird?

Wie mag es sein, wenn man ein paar ruhige Nachmittage für sich reserviert, um die wahre Stille kennenzulernen? So still zu sein, dass man den Lärm im Innern hört? Wenn man den Lärm sich legen lässt und nicht in Sprache verwandelt? Zu sehen, wie schwierig es ist, den Kummer über das Selbstbild nicht zu projizieren? Den Raum nicht mit uns selbst zu füllen?

Wenn man ein paarmal am Tag fünf Schweigeminuten einhält, kann dies neue Prioritäten schaffen. Thich Nhat Hanh schlägt vor, dass wir mehrmals am Tag drei bewusste Atemzüge machen, um uns in unseren inneren Frieden zurückzuziehen. Einen Tag lang schweigend zu essen, schweigend zu gehen, die Geräusche um uns kommentarlos wahrzunehmen, nicht zu lesen oder fernzusehen, sondern unser Leben ohne Ablenkung zu erfahren. Wir sollten unseren Blick nicht vom anderen abwenden, da wir den schwer zugänglichen Raum zwischen uns mit unserem üblichen Radar nicht testen können. Wir müssen Vertrauen haben, uns selbst zu entblößen. Dieses Schweigen führt zur Stille. Vielen Weisen zufolge, von Jesus bis Ramana Maharshi, ist die Stille für die Entstehung eines tieferen Verständnisses notwendig: „Sei still und wisse."

In vielen spirituellen Disziplinen, besonders in Klöstern, deren Gemeinschaft ein Schweigegelübde abgelegt hat, gibt es einen Frieden, der einem beim Betreten sofort durchdringt. In Meditationszentren und in Klausurhäusern ist das Schweigen ein Ausdrucksmittel für gegenseitige Unterstützung. Statt in ein Gefühl der Isolation zu münden, schafft es einen Gemeinschaftssinn.

Ein Schweigetag ist besonders wirkungsvoll, wenn er

zusammen mit Freunden und geliebten Menschen vollzogen wird – oder sogar mit einem verstorbenen Menschen, dessen Anwesenheit man sich vorstellt. Normalerweise ist ein Zimmer, in dem Schweigen herrscht, von traurigen Emotionen gekennzeichnet, von Wut oder Werturteilen und, obwohl es uns ein bisschen verlegen macht, es zuzugeben, von einem Hauch von Paranoia. Diese ist normalerweise in unseren täglichen Bemerkungen über uns selbst, die wir im Beisein anderer fallen lassen, versteckt.

Ich traf einmal einige Leute, die ein mehrmonatiges Schweigegelübde abgelegt hatten, aber dennoch eine kleine Tafel mit sich führten, auf der sie das niederschrieben, von dem sie glaubten, dass sie es sagen müssten. Obwohl ich die Tafel immer als sinnverfehlt ansah, hatte ich mit jenen Schweigenden Mitleid, als ich im Meditationszentrum sah, wie unter der Toilettentür eine Tafel durchgeschoben wurde, auf der „Klopapier" stand. Edles Gelächter erfüllte die edle Stille.

In der Stille verbinden sich Raum und Zeit. Einige Augenblicke wirken länger als die Ewigkeit, während andere in außergewöhnlicher Blitzgeschwindigkeit vorübergehen. Wir lernen uns und die uns umgebende Welt auf einer neuen Ebene kennen. Alle Wahrheiten werden begrüßt und in das Herz der Stille eingeladen. Wir sitzen gemeinsam mit den Heiligen und den Selbstmordgefährdeten in der geweihten Höhle des Herzens, umhüllt von der Stille, aus der alles Heilende entsteht.

26
Die Isolation der Angst durchbrechen

Angst ist das Medusenhaupt unserer Persönlichkeit. Wie das mythische Monster verwandelt sie uns in Stein. Liebe ist das Haupt Gottes, die Präsenz in der Gegenwart, die uns in Sorge füreinander verwandelt.

Wie wäre es, wenn man ohne Angst und die Aversion, die sie erzeugt, aufwachen würde? Ein Tag, ohne sich zu verstecken? Ein Tag, an dem man seiner Angst sein Herz öffnet? Ein Tag ohne Zwangsreaktion – oder sogar ohne Aversion, dieses fast schon gewalttätige Wegschieben? Ohne das schon gewohnheitsmäßige Abwenden von der Angst oder dem nackten Eintauchen in ihr? Ein Tag, ohne „den Kopf sprechen zu lassen", wenn man unzufrieden ist, ohne dabei genau zu wissen, was man gerade sagt? Sich von der Angst abzuwenden bedeutet, angstvoll zu handeln. Aber sich ihr zuzuwenden, ihre innere Natur zu untersuchen, ist ein Akt der Furchtlosigkeit, der Mut macht.

Wahre Furchtlosigkeit bedeutet nicht die Abwesenheit von Angst, sondern die Fähigkeit, den Prozess zuzulassen, ohne ihn zu bekämpfen oder vor ihm zu fliehen.

Zu reagieren ist ein mechanischer Zwang. Ein Erwidern oder sich Einlassen nimmt einen halben Atemzug länger in Anspruch, um die Möglichkeiten genauer zu betrachten. Es geht an die Grenzen.

Immer, wenn wir an unsere Grenze gehen, entsteht Angst, da gleich jenseits der Grenze das Unbekannte liegt, in dem alles Wachstum stattfindet.

Wir alle haben starke und schwache Ängste schon unzählige Male erfahren, doch meist wenden wir uns von ihnen ab oder bringen sie zwanghaft zum Ausdruck. Wir glauben, dass die Angst verschwinden wird, wenn wir auf sie reagieren. Aber das führt nur zu noch stärkeren Reaktionen, wenn wir das nächste Mal Angst haben. Selten oder nie fragen wir uns: „Was ist Angst?" Wir dringen nie in sie ein, um ihre Bestandteile und den unpersönlichen, ja sogar selbstständigen Verlauf des Prozesses zu erkunden, den wir so persönlich nehmen.

Geisteszustände entstehen und vergehen im Handumdrehen, wenn wir nicht auf sie reagieren, einen Gedanken in eine Gedankenkette verwandeln und sie damit zum Bleiben einladen. Angst ist die Grundlage für Wut, Zweifel, Unehrlichkeit, Misstrauen, Aggression, Vorurteil und manchen Leuten zufolge sogar für Gier und abnormes sexuelles Verhalten.

So viele Zustände entstehen aus Angst, dass wir selten ihre Ursachen erkunden. Wir könnten es beispielsweise bei der Entstehung von Wut tun: Ein nicht erfüllter Wunsch verstärkt den schon lange bestehenden Kummer, aus Angst, dass wir nicht bekommen, was wir wollen oder brauchen. Damit einhergehen Enttäuschung, Erstaunen, Stolz, Urteil, Aggression und ein Kreislauf von Frustration, Verwirrung und dem gefühlten Zwang, „etwas unternehmen zu müssen". Wir sehen, wie in gewohnten Mustern eine Emotion der nächsten weicht.

Wir halten einen komplizierten Prozess fälschlich für einen einzelnen Gemütszustand. Da wir wenig über uns wissen, glauben wir, es handele sich einfach um Wut, Neid oder Missgunst, ohne die Angst und Enttäuschung dahinter zu erkennen.

Es ist faszinierend, die Ungeduld zu sehen, die der

Angst innewohnt. Sie spricht immer schneller, um uns zu überzeugen, ihren Wünschen Folge zu leisten. Genauso faszinierend ist es, zu erkennen, wie die Angst schrumpft, wenn man sich ihr mit Barmherzigkeit nähert, die jene Teile von uns, die wir der Angst überlassen haben, unerschrocken liebt und umarmt.

Angst schützt Angst ohne jeglichen Zweck

Gracie hatte sich in einer zwanghaften Wachsamkeit isoliert. Sie war außerstande, Ruhe zu bewahren, wenn ihr Kind ein paar Minuten später als gewohnt aus der Schule kam. Sie wartete immer, „dass das Telefon klingeln und schlechte Nachrichten bringen würde." Sie sagte:

„Beide meiner Eltern sind innerhalb der letzten drei Jahre gestorben. Obwohl ich den Eindruck habe, aus dem Gröbsten heraus zu sein, sind sehr viele Ängste zurückgeblieben. Es könnte noch etwas Schreckliches passieren. Ich quäle mich mit dieser Angst. Ich mache mir viele Sorgen um meinen siebenjährigen Sohn. Manchmal habe ich Angst, dass ihm oder einem anderen Menschen, den ich liebe, etwas Furchtbares zustoßen könnte."

Gracies Gefühle sind nicht paranoid. Unter den gegebenen Umständen sind es sehr rationale Ängste. Sie sind sogar zu rational. Der Geist neigt dazu, sich wie ein Karussell immer im Kreis zu drehen und das zu wiederholen, was er am meisten will oder befürchtet.

Es ist außerordentlich schwierig, all unsere Ängste kleinzuhalten. Doch es liegt im Bereich des Möglichen, indem wir uns unseren lebenseinschränkenden Ängsten nähern, indem wir die Furcht vor unserer Angst erkennen.

Wenn unser Kind unter angsteinflößenden Träumen leiden würde, würden wir es in unseren Armen wiegen und ihm ein Wiegenlied vorsingen. Und genauso müssen wir uns selbst behandeln, als ob wir unser einziges Kind wären. Als ich den Dalai Lama, der von vielen als lebender Buddha verehrt wird, fragte, ob er sich jemals gefürchtet hätte, antwortete er: „Ich habe nicht nur Furcht, sondern auch Angst." Er ist der lebende Beweis, dass etwas zu erfahren – selbst Angst – das durch ein grenzenloses Herz fließt, sich sehr davon unterscheidet, sich in einem begrenzten Geistes gefangen zu fühlen.

Indem wir versuchen, die Angst zu bezwingen, verstärken wir sie. Das klingt nicht schlüssig, doch der erste Schritt zur Heilung ist, die Angst zu akzeptieren. Akzeptanz ist das Gegenteil der konzentrierten Form von Aversion, die wir Angst nennen. Wir beginnen, sie zu untersuchen. Wir untersuchen die Muster, die Angst im Körper hinterlässt. Welche physischen Folgen hat ein Angstzustand? Wir begreifen, wie viel einfacher es ist, sich in traurigen Momenten an körperlichen Empfindungen zu orientieren, als nach der Ursache der Traurigkeit zu forschen.

Wenn uns die Angst frontal trifft, können wir die Kraft des Weichmachens lernen. Wir machen unseren Bauch jedes Mal weich, wenn er bei schwierigen Gefühlen oder Gedanken hart wird. Statt schwierige Momente wegzuschieben, erweichen wir sie, gestehen ihnen einen größeren Raum zu und begegnen ihnen mit Klarheit und Mitgefühl.

Die Arbeit mit der Angst ist der Schlüssel, um das Herz zu öffnen und unseren Geist unschuldig zu erhalten. Um offen gegenüber der Angst zu sein, sie nicht zum Verstummen zu bringen oder sie wegzusperren oder auszupeitschen, sondern um sich zurückzulehnen und körperliche Reaktionen zu beobachten. Wenn wir weich bleiben, erkennen wir, dass Angst viele traurige Gefühle heraufbeschwört.

Wenn „Sicherheit" alles ist, was wir uns wünschen, dann wird dieser auf Angst basierende Wunsch uns dazu bringen, dass wir uns für alle Zeit unsicher fühlen. Es dauert lange, bis man sich vor der Angst nicht mehr verschließt und somit keine Angst mehr hat. Es wird nicht so sein, dass wir völlig ohne Angst sein werden. Es ist nur die Angst, die so etwas will. Es wird immer noch Zeiten geben, in denen unsere Ängste mit unserem Willen zu Überleben konkurrieren. Doch wir werden kein „angstvolles Leben" mehr führen.

Je tiefer unsere „negative Bindung" – unsere antrainierte Identifizierung mit der Angst, desto stärker ist unsere Unfähigkeit, die Angst vor unserer Angst loszulassen. Wir sind von dem Großen Wunsch getrennt, uns selbst zu betrachten und zu erkennen. Unsere Liebe geht nicht mehr so tief. Natürlich ist es leichter gesagt als getan, die körperlichen Schemata der Angst und ihre Interaktion mit anderen Gemütszuständen genau zu untersuchen, wenn man sich im dunklen Wald der Ängste verirrt hat und seine Waffen zur Selbstverteidigung aufgeben soll. Es ist doch gerade die Angst, die uns beschützt, das wurde uns beigebracht. Denn sie ist in den Genen verankert, seit in der Vorgeschichte Säbelzahntiger unsere Träume bevölkerten und hinter jedem Schatten der Tod lauerte.

Vieles von dem, was uns einmal bedroht hat, ist in unserer langen Evolutionsgeschichte oder während unserer Kindheit ausgestorben. Angst ist ein Produkt der Erinnerung. Wenn man uns zu unserem eigenen Schutz als Kind gelehrt hat, keine Süßigkeiten von „freundlichen Fremden“ anzunehmen, kann sich daraus im Erwachsenenalter eine deplazierte Angst vor allen Fremden entwickeln. Die Angst schränkt unser Leben ein, verfolgt uns in allen sozialen Situationen und macht uns unfähig, eine Verbindung zu neuen Freunden und Geliebten aufzubauen. Die meisten unserer Ängste werden uns in der Kindheit vermittelt. Es kann ein ganzes Leben dauern, sich von ihnen zu lösen.

Unser eigener Einstein

Wird es zu einem wichtigen Ziel in unserem Leben, angstbedingte Handlungen zu analysieren, die liebloses Verhalten hervorrufen, kann sich unsere Lebenskraft stärken.

Wenn wir ein „Genie der Selbstentdeckung“ entwickeln, werden wir „unser eigener Einstein“. Wie Einstein entdecken wir, dass unsere tiefsten Einsichten nicht aus den alten Bahnen ängstlichen Denkens erwachsen, sondern aus Intuition und Inspiration, dem Flüstern innerster Lebenskräfte. Als Einstein die Gleichung $E = mc^2$ aufstellte, sagte er, wir bestünden aus Licht. In seinem Herzen wusste er, dass die Welt im Sog der Schwerkraft des Bewusstseins entsteht und dass wir durch Evolution und Einsicht geschaffen werden. Er wollte, dass wir die großen Einsichten erfahren, die eine friedliche Zukunft begründen könnten.

Wenn das Genie der Selbsterkenntnis weiter danach forscht, wie viele der unzähligen schlechten und verdrießlichen Stimmungen, der Wut, des Zweifels, des Urteilens und Strebens aus Angst entstehen, erkennen wir vielleicht die verführerischsten Zustände, die man kennen muss, um eine „spirituelle Laufbahn“ einzuschlagen oder einem Hobby zu frönen. Angst geht mit zahlreichen unpassenden Reaktionen einher, beispielsweise mit Ruhelosigkeit, die das Meditieren erschweren und das Niederknien zum Gebet verhindern können.

Den verschlossenen Geist (Angst und Widerstand) mit einem offenen Herzen (Bereitschaft und Klarheit) zu erforschen, schafft Frieden. Zu unserer Freude entdecken wir, dass wir nun weniger wütend als fasziniert sind, wenn unsere alte Nemesis, Angst und Wut, in unserem Kopf ist. Beim Beobachten der mechanischen Entfaltung des Prozesses verliert man sich weniger leicht im Beobachteten. Man wendet die Techniken der Erweichung und der Achtsamkeit an, die einen mit einem Gefühl der Leistung und Befriedigung erfüllen, mit Mut und Fähigkeit zu heilender Liebe.

Als Gandhi über seinen „passiven Widerstand" befragt wurde, antwortete er, der Widerstand sei ganz und gar nicht passiv, er sei nur gewaltfrei. Auf diese Weise verwandelt sich die Unzufriedenheit, in der Wut verwurzelt ist, in etwas höchst Erstaunliches. Da wir geübt haben, der Angst mit Akzeptanz zu begegnen, sie in ihren körperlichen Entsprechungen und der geistigen Haltung weich werden zu lassen, um so mit ihr arbeiten zu können, fühlen wir so ziemlich das Gegenteil jener Machtlosigkeit, die uns vor Angst verkrampfen ließ. Sobald sich persönliche Unzufriedenheit in Enttäuschung über die unfreundliche Behandlung anderer verwandelt, wird das Herz dienstbar.

Verwandeln wir den vor Angst verkrampften Bauch in das überfließende, dienstbare Herz und verbieten unserer Enttäuschung über den Zustand der Welt, uns in angsterfüllte kleine Bündel zu verwandeln, sondern uns in einer Gemeinschaft des Mitleids zu verbinden, könnten die Welt, in der wir leben, und vor allem die Welt, die in uns lebt, ganz anders aussehen.

Olivia fühlte sich seit Langem von der Welt getrennt, bis sie entdeckte, dass es ihr besser ging, wenn sie anderen Menschen beistehen konnte. Am Bett eines sterbenden Aids-Patienten sitzend, schaute sie auf und sagte:

„Ich habe meine Isolation durch den Dienst an anderen durchbrochen. Das Beste, was man tun kann, um das Loslassen der Angst und die Liebe zu dir selbst zu lernen, ist die Seelsorge.

Meine Eltern waren im Leben furchtbaren Umständen ausgesetzt gewesen. Im Haus herrschte eine kalte Angst, dass die Vergangenheit sie wieder einholen könnte und sie das nicht überleben würden. Es war ein Haus, in dem Weinen, Emotionen und Berührungen verboten waren. Wir haben nie zusammen gegessen, weil sonst ein Gespräch hätte entstehen können. Es war wie ein Wohnheim, in das Leute ein- und ausziehen, ohne viel miteinander zu tun zu haben. Mein Gesicht versteinerte. Tatsächlich erhielt ich den Spitznamen ‚Steingesicht'.

Ich konnte das gut. Ich dachte, ich würde nie weinen können und nie wirklich fühlen können, was andere Menschen offenbar fühlen. Gleich nach meinem Auszug von Zuhause ging ich in die Seelsorge, um irgendwo einen Ort zu finden, wo ich eine Verbindung zu anderen Menschen aufbauen konnte.

Nach einigen harten Jahren entdeckte ich die Technik der liebevollen Güte und probierte sie aus. Aber die großartig klingende liebevolle Güte war so weit weg von mir, dass ich ‚Liebe dich selbst' auf ein Stück Papier schreiben musste, um zu ahnen, was das bedeutete – mich selbst zu lieben. Was bedeutete es? Niemand liebte mich. Wie konnte irgendjemand einen so leeren, kalten und toten Menschen lieben?

Ich sagte immer wieder zu mir: ‚Sei frei. Lerne, dich

zu lieben.' Der Geist fällte ein Urteil nach dem anderen, aber ich machte einfach weiter. Ich hatte versucht, mich umzubringen, hatte alle möglichen Drogen ausprobiert, was blieb mir danach schon anderes übrig, als zu meditieren und zu beten? Entweder man stirbt oder man probiert etwas Neues. Jeden Tag las ich mehr der großen Worte jener bewundernswerten buddhistischen Lehrer. Diese Worte sagten mir, dass niemand mehr Liebe verdiente als ich selbst. Die liebevollen Worte, die ich immer hatte hören wollen, drangen in mein Herz. Sie rieten mir, mich selbst ins Herz zu schließen, als sei ich mein einziges Kind.

Und ich begann mir und der Welt zu verzeihen. Jahrelang hatte ich nichts empfunden. Dann aber fühlte ich nach und nach etwas. Ich spürte Angst, dann Liebe, die tiefer war, als ich mir sie je hätte vorstellen können.

Dann schloss ich mich einem Seelsorgeteam an. Es ist wunderbar, wenn zwei Menschen im Hospiz oder Krankenhaus zusammenarbeiten. Wir haben gemeinsam gearbeitet und sogar zusammen mit den Patienten gesungen. Manchmal wurde die Liebe so stark, dass ich fast in Ohnmacht fiel."

Der Weg aus der eisigen Angst führt durch Selbstvergebung und die Entdeckung des Guten im Dienst an allen fühlenden Wesen.

Es heißt, der größte Dienst, den wir einem anderen tun können, bestehe darin, ihn an seine wahre Natur zu erinnern. Im Vergleich dazu ist alles andere armselig. Man kann ihre Schmerzen lindern, aber man wird die Ursache der Schmerzen nicht lindern, bevor sie das gelernt haben. „Gleichzeitig aber", sagte ein großer Lehrer, „füttere alle, diene allen und denke an Gott."

Erst dienen wir, dann werden wir zu einem Dienst. Es ist wie das Gebet: Erst betet man, aber irgendwann wird das Leben selbst das Gebet. Erst singt man, dann wird man zu Gesang. Gandhi sagte: „Mein Leben ist meine Botschaft."

Der wahre Dienst ist die Kunst, alles zu seiner Quelle zurückzuführen, nichts vom Herzen zu trennen und so zu handeln, dass alle Beteiligten davon profitieren.

In Momenten der Einfühlung zeigt sich unverkennbar, dass das Herz das Leiden stillen soll. Seine Dienstbarkeit wird durch ein Zugehörigkeitsgefühl zu einer größeren Gemeinschaft, der Großfamilie des Herzens, ins Leben gerufen und entwickelt sich ganz natürlich weiter.

Denke darüber nach, was sich verändern könnte, wenn deine enttäuschte Wut durch Meditation, Gebet und Handlungen im Dienst anderer umgeleitet würde. Was, wenn du sogar Menschen, die deiner Ansicht nach wegen eines „Herzens, das noch nicht sehen kann" unangemessen handeln, dabei helfen würdest, das Leiden zu lindern, aus dem heraus sie andere leiden lassen? Stelle dir vor, deine enttäuschte Wut würde durch das Herz dazu umgeleitet, Hungernde zu ernähren, Verwundeten zu helfen, Sterbende zu begleiten und deinem Herz mit Gnade zu begegnen. Stelle dir vor, wie groß deine kleine Welt werden würde. Einstein wusste das.

27
Vergebung

Unbeachteter Kummer äußert sich in anhaltender Trauer über unerledigte Dinge.

Vergebung erledigt diese Dinge.

Wie Mitleid uns verzeiht, derartige Schmerzen zu haben, so entfernt die Vergebung den Panzer um das Herz.

Es wäre lieblos, die angeschlagene Seele zu übergehen, indem man sich direkt der Technik der Vergebung zuwendet, ohne der Seele vorher Gelegenheit gegeben zu haben, Wut, Urteil und Scham über die betrüblichen Zustände, die den Eintritt in die freie Welt des Herzens behindern, zu bearbeiten und zu erforschen.

Im Schmelztiegel unbeachteten Kummers wird alles zum Kochen gebracht. Wir sehen die Ursachen unseres Leidens an der Oberfläche brodeln. Wir ahnen aber auch, was das bittere Gebräu kühlen könnte.

Und wir beginnen zu vergeben. Wir können unsere Vergebung beispielsweise auf die unterschiedlichen Gefühle der Verlassenheit richten. Wenn wir vom trennenden Geist in das kooperative Herz treten, vergeben wir der geliebten Person, uns verlassen zu haben, und vergeben uns selbst für die überraschende Wut, die plötzlich und uneingeladen auftritt.

Manche Menschen vergeben zuerst Gott, während andere das zuletzt tun. Wir beginnen, der Vergangenheit und all den lebenden und toten Geistern zu vergeben, denen wir noch nicht verziehen haben. Indem wir uns vorstellen, von ihrer Liebe und ihrem Wunsch nach unserem Wohlergehen berührt zu werden, können wir auch unserem eigenen Geist vergeben.

Wir müssen alles in unserem Herzen überprüfen. Wir müssen selbst erkennen, welchen Einfluss ein Monat der Vergebung auf unseren Lebensweg hat. Prüfe selbst, wie ein weicher Bauch, der im Tagesverlauf immer wiederkehrt, diesen Tag verändert. Wie viel weniger müde bist du am Ende dieses Tages? Wie viel weniger Widerstand muss man aus einem weichen Bauch heraus begegnen? Wie viel mehr Liebe als Verlust findest du, wenn du den Trauerpunkt nutzt, um den Berührungspunkt des Herzens zu öffnen? Wenn wir uns nach dem weichen Bauch richten, unterdrücken wir unsere Gefühle nicht, sondern wir geben ihnen Raum zum Atmen.

Vergebung heilt alles, was man zurückgelassen hat.

Manchmal führen wir unser Leben und unsere Beziehungen wie ein Geschäft. Unerledigte Dinge werden zum Tauschgeschäft. „Wie du mir, so ich dir." Wenn die Bilanz am Ende nicht ausgeglichen ist, fühlen wir uns betrogen. Das hat nichts mit Zahlen zu tun, sondern mit unserem Gefühl. „Wie du mir", ist Feindseligkeit, „so ich dir" ist Schuld. Je länger unsere Transaktionen unvollendet bleiben und je tiefer unsere Konten im Soll stecken, desto eher vermitteln uns die roten Zahlen das Gefühl von Bankrott und Betrug.

Wir mögen Vergebung für überflüssig oder für ein Zeichen des Scheiterns halten. Aber sogar in der besten Beziehung zwischen Familienmitgliedern, Freunden und Geliebten führen deren unterschiedliche Wünsche und Bedürfnisse, die ihren Persönlichkeiten zugrunde liegen, zu unerledigten Geschäften. Man muss sich also um Vergebung bemühen. Das Leben ist eine Beziehung. Offenheit und Güte machen es dynamisch. Vergebung hält das Leben am Laufen.

Nikka war unter einem Berg unbewältigten Grolls begraben. Sie sagte:

„Mein Verlobter kam bei einem Flugzeugabsturz ums Leben, und ich verschloss mich für die Liebe. Ich schwor, nie zu heiraten. Und ich heiratete nie. Ich brauchte 20 Jahre, bevor ich ihm vergeben konnte, mich verlassen zu haben.

Als ich 40 war, fühlte ich mich wie eine alte Frau. Ich musste ihm vergeben. Ich machte mich durch Wut und Unterdrückung kaputt. Eines Tages hatte ich jedoch einfach genug, die Vergangenheit fortzusetzen und mein Leben an der kurzen Leine zu halten.

Ich nahm sein Bild vom Kaminsims, setzte ihn auf einen Stuhl und sagte ihm, dass ich ihm vergebe. Ich schwöre, dass ich hören konnte, wie auch er mir vergab. Ich sagte, was ich sagen musste. Ich hörte, was ich hören musste. Die Vergebung vollzog sich, und ich ließ ihn los. Die Unversöhnlichkeit hatte mich an ihn gekettet. Ich fühlte Befreiung. Nun kann ich heiraten. Wer weiß, was passieren wird? Ich bin nicht auf der Suche, aber ich bin endlich frei. Hallelujah!"

Wenn wir langsam mit der Übung der Vergebung beginnen, vergeben wir nicht der Handlung, sondern dem Handelnden. Wir verzeihen beispielsweise nicht der Grausamkeit, sondern wir vergeben jemandem – dem Gewalttäter, dem Vergesslichen, dem Unsensiblen oder auch uns selbst –, dessen Herz, wie der verehrte buddhistische Mönch Thich Nhat Hanh sagte, „noch nicht sehen konnte".

Wir können zum Beispiel einem Menschen vergeben, der uns bestohlen hat, aber wir können das Stehlen nicht entschuldigen. Wenn wir Vergebung üben, ermuntern oder entschuldigen wir keine unterdrückerischen und verletzenden Handlungen. Aber wir können nach einer gründlichen Verarbeitung der Emotionen jemandem (auch uns selbst), dessen Herz blockiert war und der nicht über seine Trauer hinwegschauen konnte, dafür verzeihen, einen anderen Menschen verletzt zu haben.

Wenn die Techniken mit einer Bereitschaft zu Heilung und Respekt vor dem Schmerz angewandt werden, können sie den Schlüssel für die Befreiung von emotionalen Nöten bergen, nach dem man sucht. So funktioniert die heilende Übung:

Erinnere dich an eine Person, auf die du wütend bist.

Führe diese Person, von der du den Eindruck hast, sie hätte dich schlecht behandelt, für einen Augenblick in dein Herz, um die Wahrheit zu testen. Stelle dir ihre Anwesenheit vor, wie sie dort steht, und achte genau, was du in ihrer Nähe empfindest. Was geschieht, wenn du dich zu der Person, mit der du noch offene Rechnungen hast, hinwendest, statt dich wegzudrehen?

Bemerke die aufsteigenden Gefühle und wie sie deine Fähigkeit hemmen, das Geschehen umzukehren: Angst, Urteil, Schuld und Wut. Lasse diese Gefühle kommen und gehen.

Trete dieser Person nun im Geiste entgegen und sage ihr, dass du ihr vergibst: „Ich vergebe dir für das, was du in der Vergangenheit getan hast und was mir Schmerzen verursacht hat – durch deine Worte, deine Handlungen und sogar durch deine Gedanken. Auch wenn du mir absichtlich oder unabsichtlich Schmerzen verursacht hast, vergebe ich dir."

Achte darauf, wie die in der Sprache des Herzens gesagten Worte „Ich vergebe dir" die Abwehrhaltung schwächen. Auch wenn die Worte noch nicht sehr stark sind, immerhin steht schon die Möglichkeit der Vergebung im Raum.

Wie fühlt es sich an, wenn du anderen zu vergeben beginnst und dadurch mehr Raum für dich selbst im Herzen hast?

Es schmerzt, einen anderen Menschen aus dem Herzen auszuschließen. Es tötet viele Teile unserer selbst ab. Hab Gnade mit dir – vergib ihnen.

Hab Gnade mit dir, indem du Gnade mit ihnen hast. Vergib ihnen. Gestatte ihnen, von der Möglichkeit deiner Vergebung berührt zu werden. Lass sie in dein Herz. Vergib ihnen für die Augenblicke, in denen ihr Herz noch nicht sehen konnte.

Vergib, wie du willst, dass man auch dir vergibt. Vergib, weil du vielleicht wünschst, dass jemand, der dich aus seinem Herzen ausgeschlossen hat, dich wieder hineinlässt. In der Sprache deines Herzens kannst du zu ihnen sagen: „Ich bitte um deine Vergebung für das, was dir absichtlich oder unabsichtlich Schmerzen bereitet hat. Was ich auch gesagt oder getan haben mag, das dir Schmerzen verursachte, vergib mir bitte dafür."

Um das Experiment der Heilung fortzusetzen, stelle dir vor, wie du in ihr Herz zurückgelassen wirst und ihre Gnade spürst. Gestatte es, dir vergeben zu lassen. Lasse dich von der Möglichkeit ihrer Vergebung berühren. Schicke ihnen in deinem Herzen Dankbarkeit und sei offen für ihre Vergebung.

Dann wende dich in deinem Herzen wieder dir selbst zu und sage zu dir: „Ich vergebe dir." Zunächst mag dir das schwerfallen und das Herz der Gnade trotzt dir. Wiederhole es: „Ich vergebe dir."

Wie lange kannst du die Selbstverurteilung und die Angst vor dir selbst aushalten? Was passiert, wenn du dir vergibst?

Wenn dein Geist gnadenlos sagt, es sei zügellos, sich selbst zu vergeben, erkenne diesen unfreundlichen, ungeheilten Geist, der so wütend und schmerzerfüllt ist.

Lasse sie herein. Atme die Vergebung durch das Kummerzentrum direkt in den Berührungspunkt des Herzens. Jeder Atemzug holt Vergebung aus der Quelle deiner innersten Natur.

Wenn du dich mit Vergebung im Herzen dir zuwendest, nenne dich beim Vornamen. Sage „Ich vergebe dir" und fühle, wie sich dein Herz mit Barmherzigkeit füllt.

Wir haben alle teil an der Mühsal und der Heilung der Menschheit. Wie wir frei sein wollen, so wollen auch alle anderen Wesen frei sein. Lasse die Sorge um ihr Wohlergehen an alle ausstrahlen, die ebenfalls vom Schmerz befreit werden wollen.

Sage zu jenen in deinem Leben und in deiner Erinnerung in der Sprache des Herzens: „Möget ihr frei von Leiden sein. Möget ihr in Frieden leben."

Lasse deine Barmherzigkeit, deine Vergebung und den süßen Erfolg deines Herzens in der Bereitschaft, Vergebung zu erfahren, den Geist und die Welt mit liebevoller Güte erfüllen.

Lasse die barmherzige Verbindung mit dir selbst wachsen, bis sie alle umfasst, die ebenfalls vom Leiden befreit werden wollen, bis die ganze Welt wie eine Luftblase im Ozean des Mitleids schwimmt, der dein Herz ist.

Lasse deine Barmherzigkeit, deine Vergebung und deine liebevolle Güte diesen leidenden Planeten umfassen.

Höre in deinem Herzen auf die Stimme unzähliger Herzen, die im Chor rufen: „Mögen alle Wesen überall frei von Leiden sein. Mögen alle Wesen in Frieden leben."

Viele Menschen wählen für beide Aspekte der Übung der Vergebung dieselbe Person: für die Vergebung und für die Bitte um Vergebung.

Stella ist ein gutes Beispiel für den Schmerz, der durch den Konflikt zwischen Feindseligkeit und Pflichtgefühl entsteht. Über ihren sterbenden Vater, der früher gewalttätig gewesen war, sagte sie:

„Als mein Vater im Sterben lag, habe ich für ihn nicht getan, was ich hätte tun sollen. Ich war nicht bei ihm. Ich hätte dort sein sollen. Er ist allein gestorben."

Wir sind so sehr zu Schuldgefühlen erzogen worden, dass wir davor zurückschrecken, Wut gegenüber der Person zuzulassen, die wir im Stich gelassen zu haben meinen. Aber wir können nicht erwarten, dass der Geist unter diesen Umständen rational denkt. Wenn wir jemanden verletzt haben, der einst uns verletzt hat, entsteht das Ungleichgewicht aus Schuld und Schande. Wir versuchen, den scheinbaren Fehltritt zu vergessen, aber es bleibt schwer, sich zu vergeben. Es klingt merkwürdig, aber wir erkennen nicht, dass wir uns erst dann vergeben können, wenn wir der anderen Person vergeben haben.

Vielleicht musst du der Person vergeben, von der du am meisten Vergebung zu erhalten wünschst. Wenn du das tust, wirst du dich mit offenem Herzen dir selbst zuwenden können.

Vor 30 Jahren arbeitete ich im Todestrakt verschiedener Gefängnisse. Ich lernte Menschen kennen, deren Verbrechen so grauenhaft waren, dass sie selbst ihre Hinrichtung forderten. Es handelte sich größtenteils um Menschen, die unter dem Einfluss harter Drogen gehandelt hatten.

Ein Mann sagte, er habe erst nach vielen Jahren erkannt, was er getan hatte, wo er war und wo er sein würde, bis er in die Gaskammer geführt würde. Er sagte, spirituelle Übungen hätten ihn aus dem Sumpf geführt. Aber in manchen Nächten wollte er sich am liebsten das Herz herausreißen. Er wollte für seine nie zu tilgenden Taten der Vergangenheit einfach getötet werden. Aber das Urteil, das gemeinsam mit dem Todesurteil gesprochen wurde, ließ ihn sein Leben nicht ohne den überfälligen Prozess aushauchen; er sollte vorher seine Taten erkennen. Ein anderer Mann wollte sich zu Tode hungern, wurde jedoch zwangsernährt, damit er stark genug für die Hinrichtung war. Doch niemand sagte uneingeschränkter als die beiden selbst, dass sie den Tod verdient hätten.

Kenneth ist zwar ein Extrembeispiel, aber er spricht für einen Teil von uns allen, der leicht zerbricht. Er fragte mich:

„Mein Kummer rührt nicht daher, dass ich jemand anderen verloren habe, sondern mich selbst. Bei mir wurde Schizophrenie diagnostiziert. Auf eine merkwürdige Weise bin ich froh, dass ich schizophren bin, denn es wäre furchtbar, wenn ich all das getan hätte. Bevor ich diese Medikamente bekam, habe ich viele schlimme Dinge getan, und jetzt fällt es mir sehr schwer, mir zu vergeben.

Werde ich mir je für das vergeben können, was ich getan habe?“

Indem wir uns langsam für den Schmerz öffnen, uns aus unserem Herzen ausgeschlossen zu haben, können wir mit der Sprache des Herzens den Geist in das Herz ziehen. Wenn wir uns uns selbst zuwenden, können wir etwas in der folgenden Art sagen: „Wie kannst du nach all den Schmerzen keine Gnade an die arme verlorene Seele schicken, die du warst, die jetzt ihr Herz wiederentdeckt hat und in Mitleid für das Grauen weint, das sie angerichtet hat?“

Als die Häftlinge die mühsame Übung der Vergebung erlernten, beteuerten sie, glücklich zu sein, dass sie noch lange genug leben durften, um über die Bedeutung von Barmherzigkeit nachdenken zu können.

Vor vielen Jahren saß ich in einer sehr schwierigen Zeit meines Lebens einsam an einem Waldsee und übte, beinahe als letzte Zuflucht, eine Meditation der Vergebung. Die Übung verschwand und nur die Vergebung blieb zurück. Sie war reine Gnade! In meinem Geist flüsterte eine Stimme, dass mir für all meine Missetaten vergeben würde. Ich wollte keine Vergebung und sagte: „Ja, aber … aber das ist nicht möglich. Da waren so viele!“ Das Herz erwiderte: „Dir ist vollständig vergeben. Sie sind abgeschlossen. Wenn du noch einmal davon anfangen willst, kannst du das gerne tun, aber es liegt nun alles in deiner Hand!“

Es war sehr schwierig, die Segnung der Vergebung zu akzeptieren. Wenn man jedoch sich selbst vergeben kann,

kann man allen vergeben. Und wie sehr es mir half, anderen zu vergeben. Wenn ich mich in mein Herz zurückkehren ließ, wusste ich, dass ich die mitbringen musste, denen ich den Zugang verwehrt hatte. Ich arbeite immer noch an den Feinheiten, aber die Vergebung birgt in sich die wunderbare Möglichkeit eines vollkommenen, authentischeren Lebens.

28
Ein Tag der Vergebung

Wie wäre es, an einem Tag voller Vergebung aufzuwachen, einem Tag ohne Wut oder schlechtes Gewissen?

Ein Tag, an dem wir allen, die unseren Weg kreuzen, mit Respekt begegnen würden? Wenn wir durch den Schatten, den die Menschen werfen, hindurchsehen und ihre dahinter verborgenen Herzen wahrnehmen würden, selbst bei „einem Herz, das noch nicht sehen kann", so wie wir manchmal auch nicht mit unserem wahren Herzen sehen können.

Ein Tag, an dem wir unsere Beziehung zu anderen Menschen verbessern, an dem wir den Menschen um uns etwas jener Vergebung zukommen lassen, die wir uns selbst wünschen. Ein Tag des wahren Herzens, an dem wir andere so behandeln, wie wir selbst behandelt werden möchten. An dem wir uns erinnern, dass auch sie, egal wie schwierig das manchmal zu erkennen ist, es bedauern, dass sie nicht an einem Tag eines in der Heilung begriffenen Lebens erwachen.

Ein Tag, an dem wir uns daran erinnern, dass, wenn wir anderen vergeben, sich auch eine Tür zur Selbstvergebung öffnet.

Zu unserer Geburt in ein Leben der Liebe gehört, dass wir es uns gestatten, unser Versteck zu verlassen.

Durch Vergebung dringt eine ungeahnte Freundlichkeit in unser tiefstes Selbstgefühl vor. Wenn wir uns selbst verurteilen, verurteilen wir auch andere. Selbstvergebung heißt nicht nur, nachsichtig gegenüber uns selbst zu sein, sondern ist auch ein Dienst an der Welt, ein Mittel, um unser Leben zu öffnen, vielleicht zu Gunsten anderer.

Wenn es einen „Sesam-öffne-Dich"-Zauberspruch für das Herz gäbe, wäre alles viel leichter. Seltsamerweise beginnt der wahre Zauber, wenn wir zu unserem Erstaunen feststellen, was unser größtes Hindernis darstellt: das Festhalten an unserem Leiden und die Identifikation damit, als mache es unsere Person aus. Dieses Verhalten behindert unser geringfügiges Selbst, sich in die enormen Ausmaße unseres wahren Herzens auszudehnen.

Vielleicht haben wir in der dritten Klasse gefehlt, als das Thema Mitgefühl durchgenommen wurde und uns beigebracht wurde, wie wir uns selbst ins Herz schließen. Oder wir haben geschwänzt, um die Comics der Sonntagszeitung zu lesen, die versprachen, dass Nikolaus oder Captain Karma uns retten würden, wenn wir nur gut genug seien. Und als sie nicht kamen, verstärkte das unser Denken, wir wären „nicht gut genug".

Wie ich bereits erwähnte, begannen meine Knie zu zittern, als ein früherer Lehrer sagte: „Seid nett zu euch selbst", und so musste ich mich setzen. Das war mir noch nie zuvor passiert.

Wie wäre es, an einem Tag der achtsamen Vergebung anstatt an einem des Ärgers und der Feindseligkeiten aufzuwachen? Wie wäre es, wenn man sich nicht vom geistigen Geschwätz verführen ließe, das uns weismachen will, Wut sei nobel? Wie wäre es, wenn man sich stattdessen daran erinnern würde, dass jeder Geisteszustand seine eigene einzigartige körperliche Entsprechung hat? Wenn wir die emotionalen Zeichen des Körpers untersuchen und sie behandeln würden, statt aus ihnen heraus zu handeln? Sich von der Identifikation mit den psychischen Zuständen zu befreien, sich Wut und Selbstmitleid sogar durch den Kopf gehen zu lassen, ohne sie dort einzuschließen, ohne wütend oder mitleidsvoll zu werden.

So, wie die Klarheit ein liebevolles Gefühl von Offenheit in Körper und Geist erzeugt, so verschließen Wut und Angst wiederum den Geist, verhärten den Kiefer und den Bauch und lassen wenig Raum für anderes. Durch Bewusstheit für die Blockaden, die den Weg zum Herz behindern, und für die Hindernisse auf dem Weg zum Glück, klärt sich der Weg.

Als Experiment in Sachen Offenheit sollte man im Laufe des Tages über die Bedeutung des Wortes „Vergebung" nachdenken. Dabei kommen einem verschiedene Leute in den Sinn – wobei einige auf Einladung kommen, während andere sich wiederum hinter den Kulissen verstecken und auf ihre Gelegenheit warten. Wenn man sie im Geist auftauchen sieht, sollte man sie mit Vergebung berühren. Auch die geliebten Menschen, von denen man glaubt, dass sie einen solchen Gruß nicht nötig haben. Man sollte darauf achten, ob die geliebten Menschen sich dagegen wehren, dass man ihnen vergibt, oder sogar Anstoß an dem Vorschlag nehmen. Gefühle sind nicht rational. Man sollte einfach „Ich vergebe Dir" zu ihnen sagen und abwarten, wie der Geist darauf reagiert. Achte darauf, welche unbewältigten Dinge zutage treten.

Achte darauf, an welche Freunde, Mitarbeiter, Familienmitglieder oder frühere Flammen du dich erinnerst. Und sei nicht überrascht darüber, was passiert, wenn du „Ich vergebe Dir" sagst. Ein Teil des Geistes versteckt sich im Dunkeln.

Es wäre zu schön, wenn wir unsere traurigen Gefühlszustände einfach loslassen könnten. Doch die Dynamik unserer Identifikation mit diesen Gefühlen ist nicht so leicht aufzuhalten. Manchmal, noch bevor wir uns ihrer gewahr werden und sie mit befreiender Achtsamkeit betreten können, müssen wir den Weg mit geschickten Mitteln frei räumen. Wir müssen dem gnadenlosen Urteil über uns selbst und andere mit Barmherzigkeit begegnen. So wie das Weichmachen des Bauches in Geist und Körper zu einem Loslassen führt, das im Herzen gefühlt werden kann, so erweicht Vergebung das Festhalten des Geistes, was sich wiederum durch ein Weicherwerden des Bauches bemerkbar macht.

Die Praktik besteht nicht darin, Wut oder Schuld zu unterdrücken, sondern sie an die Oberfläche zu holen und sie so der Heilung zugänglich zu machen. Du wirst nicht mehr von ihnen überrascht werden oder unfähig sein, ihnen mit Gnade zu begegnen oder sogar mit Humor. Es scheint, als ob der Geist einen eigenen Geist besäße.

Natürlich verschließt sich das Herz ab und zu, doch obwohl es manchmal keine Hoffnung mehr zu geben scheint, sind wir niemals hilflos. Vergebung ist ein machtvolles Werkzeug, das uns von unserem Leiden erlösen kann.

Auch wenn Vergebung am Anfang ein bisschen schrecklich zu sein scheint, ja sogar eigennützig, wenn man sie bei sich selbst anwendet, so ist sie doch auch ein Indiz dafür, wie wenig wir die Möglichkeit in Betracht gezogen haben und wie fremd uns Barmherzigkeit zu sein scheint.

Auch bei Kranken, die sich vom ihrem Körper betrogen fühlen und einen Teil ihrer selbst verbannt haben, kann man beobachten, wie der Körper beinahe ohnmächtig wird, wenn man ihn weich macht und ihm vergibt. Es ist sinnvoll, sein Herz dem Schmerz und der Krankheit zu öffnen. Jeder Teil von uns tut sein Bestes, aber er ist manchmal so isoliert, so abgeschnitten vom Rest, dass er schwach wird und versagt. Das trifft auf Geist und Körper gleichermaßen zu. Doch in ihnen ruht eine Menge Kraft. Daher sind viele Menschen der Auffassung, dass Ganzheitlichkeit zu Vollkommenheit und Freiheit führt.

29

Unser ganz gewöhnlicher existentieller Kummer

Im Buddhismus ist das Wort für Leiden „Dukka". Kummer ist *dukka,* Enttäuschung ist *dukka,* Verlust ist *dukka. Dukka* wird als Resultat von Bindung angesehen, vom Festhalten an den Inhalten des Augenblicks und/oder vom Widerstand gegen sie. Wenn das, was wir uns wünschen, nicht eintritt, oder wenn das, was wir lieben, verschwindet, erfahren wir *dukka.* Doch wenn ein Schüler fragt: „Wenn dukka ein persönlicher Schmerz ist, wie nennst du dann jene angeborene Unzufriedenheit, die manche als ‚existentielle Angst' bezeichnen, die aus innerem Verlangen erwächst, wie den universalen Kummer über das Gefühl der Unvollkommenheit?", lächelt der Lehrer das Lächeln, das diese schreckliche/wundervolle Welt anerkennt und sagt einfach: *„Dukka, dukka!"*

Unbeachteter Kummer, der überhandnimmt aufgrund unbewältigter Trauer über frühere Verluste, geht tiefer als jeder Schmerz, den wir beim Namen nennen können. Er ist das verzögerte Stresssyndrom unserer Geburt. Er reicht bis zu unserer angeborenen Angst und bis zum Widerwillen dagegen, vollständig geboren zu werden; einer Angst, die schon existiert, seit wir denken können.

Die meisten Menschen definieren Kummer als etwas, das durch einen großen Verlust entsteht, einen Verlust, der oft mit einem Tod zusammenhängt. Das ist eine Art von Trauer. Doch es gibt auch unseren ständigen existentiellen Kummer, eine angeborene Unzufriedenheit, der universelle Kummer über ein Gefühl der Unvollkommenheit, die unendliche Unsicherheit einer unvorhersehbaren Welt.

Der existentielle Kummer, also die „lebendige Angst", reicht von den unvermeidbaren Verlusten eines Lebens bis hin zum Terror des nicht „Seins". Es ist die Furcht vor dem Unbekannten, das gleich unter der Bewusstseinsebene liegt; vielleicht dieselbe Angst, mit der die meisten Menschen morgens aufwachen.

Es ist unser ganz gewöhnlicher Kummer, der wie ein hungriges Gespenst unter dem ständigen Geschwätz unseres Geistes lauert und eine emotionale Schwere erzeugt, die sich so anfühlt, als ob sie uns nach unten ziehen würde, während wir versuchen, unseren Kopf über der bewegten Oberfläche zu halten. Er ist der Schatten unseres ursprünglichen Kummers, der geistige Gesundheit vortäuscht und mit einem scheinbar unerreichbaren Schmerz verhandelt.

Früher einmal dachten viele Psychoanalytiker, dass unser Leiden vorwiegend von dem unbewältigten Kummer der Kindheit und dem Trauma der Geburt herrühre. Sie hatten nicht Unrecht, sondern waren nur etwas oberflächlich. Denn man benötigt mehr als barmherzige Achtung für unverarbeitete persönliche Verluste oder Wunden aus unserer Vergangenheit, um eine befreiende Aufmerksamkeit zu erlangen, mit der wir zum Grunde dessen, was uns quält, vorstoßen können.

Wir müssen mit dem uns innewohnenden Kummer kämpfen, der Teile des Überbaus unserer Psyche stellt, die Leiden wie auch Gnade ermöglicht. Wir müssen einen Platz im Herzen finden für unsere angeborene Neigung zur Freude und für die Aversion gegen Schmerzen.

Denn diese führt dazu, dass wir uns vom Schmerz abwenden und das, was uns Probleme bereitet, beerdigen, um so nahe wie möglich an der Oberfläche zu leben, so oberflächlich, wie es das Leben zulässt. Ein nagender Kummer, der dazu führt, dass wir selten ganz bei der Sache noch ganz bei uns sind. Wir haben Angst vor unseren eigenen Schatten, die die Psyche verstören, und klammern uns an das, was wir wollen, während wir den Rest verdammen und einen Namen für unsere Angst suchen. Wir segmentieren unser Leben, spalten es in winzige Teile auf, von denen einige belohnt werden und andere voller Furcht in einer Ecke kauern. Es scheint, als seien wir zu fragmentiert, um je wieder zusammengesetzt zu werden. Wir bewahren unsere Gaben in der einen Ecke auf und das individuelle Leiden, das jeder von uns zu tragen hat, in der anderen. So kann sich Liebe selten mit Schmerz verbinden. Die Schwächen unseres Geistes und Körpers können kaum in unsere Fähigkeit zu erweichen eintauchen und im Ozean der Gnade schwimmen. Und die Persönlichkeit, die wir erhalten haben und die hier und da Schwächen zeigt, wird nur selten vom Herzen an die Grenzenlosigkeit unserer eigentlichen Natur erinnert.

Die Saat des Kummers ruht in eben jener Anordnung und den Mechanismen unseres Geistes. Einige davon sind zwar unauffällig, aber so wirksam, dass sie zu einer uns begleitenden Stimme werden. Sie neigen zu Täuschung, Angeberei, Verdeckung und Verurteilung. Sie werden durch eine ängstliche Bereitschaft gefördert, Mauern und Barrieren zu errichten, die unseren Blick verengen und uns die Welt und ihre Bewohner als „andere" betrachten lassen. Hinter dem anhaltenden Konflikt mit den „anderen" steckt ein Bedürfnis nach Zuneigung, das so groß ist, dass es für manche Leute schwer ist, Liebe zu finden.

Wir stellen uns vor, dass jeder Kummer überwältigend und einmalig sei, tatsächlich aber ist unser Kummer so alt wie unser Selbstbild. Es heißt, dass wir immer dann, wenn wir uns beleidigt fühlen, wenn die Mauern um das gehegte Selbstbild einstürzen und wenn eine Identität nicht mehr aufrechterhalten werden kann, den unbeachteten Kummer, der unmittelbar unter der Oberfläche liegt, sichtbar machen. Kummer ist ein fundamentaler Bestandteil unseres Selbstbilds. Manchmal ist es schwer, einen heiteren Tag zu erleben!

In unserem gewöhnlichen existentiellen Kummer klammert sich etwas ans Leiden und sehnt sich doch nach Frieden. Die Vergangenheit schränkt uns ein, aber die Zukunft fordert uns auf, das Nicht-Einzuschränkende im Innern zu finden.

Natürlich beziehen wir uns, wenn wir von tiefer liegenden Schwierigkeiten und verborgenem Kummer sprechen, auf eine relativ dünne, wenngleich manchmal sehr schmerzhafte Schicht unseres umfassenden Seins. Wie auch auf dem Planeten, den wir bewohnen, verbergen sich unter den Bergen und Tälern (die unserer Persönlichkeit entsprechen) und den Wettereinflüssen, die sie formen und verändern (die den Niederlagen und Erfolgen entsprechen), tiefe Höhlen und Ablagerungen, die von Arsen bis zu Gold reichen. Und unter alledem befindet sich ein riesiger Lavastrom, ohne den der Planet nicht wachsen könnte und vereisen würde. Im Zentrum befindet sich das Material, aus dem das Universum besteht.

Die Straße, die hinter uns liegt, ist mit Schlaglöchern übersät. Auch wenn wir glauben, dass das Vergangene Vergangenheit ist, hat der Geist „einen eigenen Geist“, der sich manchmal spiralförmig bewegt und mehrmals durch die Vergangenheit muss, um sich in die Zukunft zu drehen.

Heinrich hatte seinen Bruder verloren. Wie so oft vermischte sich dieser Verlust mit seinem „ursprünglichen Kummer". Er erzählt, wie schwierig es für ihn war, seine Traurigkeit loszulassen:

„Ich identifizierte mich sehr mit meiner Trauer und hielt sie fest. Sie verschaffte mir viele Vergünstigungen, Aufmerksamkeit und Kontrolle. Ich konnte einen Raum fast zum Stillstand bringen, indem ich einfach auf den Boden starrte.

Ich erinnere mich, dass ich in jungen Jahren meine Traurigkeit wie ein Transparent vor mir hergetragen hatte. Ich war der Meinung, ein guter Mensch zu sein, weil ich so empfindlich und traurig war. Ich konnte mich sehr gut schlecht fühlen. Als ich dann mein Tagebuch las, erkannte ich, wie wahnhaft diese Denkweise war. Sie war nur eine Möglichkeit, mich nicht mit meiner Trauer beschäftigen und mit ihr fertig werden zu müssen.

Mein Herz war verkrampft und verschlossen, weil ich so lange an meiner Traurigkeit festgehalten hatte. Mit der Zeit erkannte ich, dass meine Pflicht und Verantwortung darin bestand, glücklich zu werden – oder genauer, Frieden zu finden.

Es war ein sehr befreiender Augenblick, als ich erkannte, dass ich meine Minderwertigkeitsgefühle aufgeben musste, um irgendjemandem nutzen zu können."

Nicht nur die Traumata, die wir erlitten haben, sind die Ursache unseres Schmerzes, sondern es ist auch die Verfassung des Menschen an sich, die Natur unseres angeborenen Strebens nach „mehr“.

Hart Crane schrieb, dass „der Nihilismus des Willens“ sich durchsetzen wolle. Es ist uns nicht so wichtig, was wir wollen, sondern eher, was wir tun, um es zu bekommen.

Der Geist ist unendlich unsicher, weil er entgegengesetzte Begriffe prägen, widerstreitende Gedanken hervorbringen und einander bekämpfende Emotionen erzeugen kann. Wir können denselben Gegenstand aufgrund unserer widersprüchlichen Wünsche mögen und hassen, uns von ihm angezogen und abgestoßen fühlen. Das ist die Geschichte unseres Lebens. Wir lieben es, zu bekommen, was wir wollen, aber dann haben wir Angst, es zu verlieren.

Ein sterbender Freund sagte: „Jetzt, da ich mich dem Ende meines Lebens nähere, habe ich den Eindruck, dass da immer ein Unbehagen war, mit dem ich abschließen muss.“

Da wir uns immer irgendwie unvollkommen gefühlt haben, meinen wir oft, es gäbe eine Art Reinigungsritual, das wir durchführen müssen, um durch die Pforten des Himmels treten zu dürfen.

Dieser Prozess betrifft uns alle. Wie es scheint, ist er eine Wiedergeburt, die wir alle im Laufe unseres Lebens durchlaufen müssen. Am besten unternimmt man sie, bevor man auf dem Sterbebett liegt und zu schwach ist, um sich zu konzentrieren.

Wenn wir die Gelegenheit ergreifen, ein vollkommeneres Leben zu führen und nach Heilungsmöglichkeiten zu suchen, nach Möglichkeiten, die unser Geist jenseits des Schmerzes eröffnet, begeben wir uns dadurch auf die lange Pilgerreise in unser Herz. Wir sind plötzlich offen für eine Ebene der Heilung und für ein Friedensabkommen mit uns selbst und der Welt, um die wir scheinbar unser ganzes Leben lang getrauert haben. Wir gelangen nun unter die Ebene des gewöhnlichen Bewusstseins und sehen Angst, Wut und Misstrauen, Liebe und Hass, Arroganz und Barmherzigkeit, Gier und Großzügigkeit, die unsere Welt erfüllen. Wir sehen aber auch das riesige Herz, in dem selbst für unseren Kummer und seine Heilung Platz ist. Und das Herz wird zu einem Spiegel der Welt.

Da wir uns dem Schmerz, der schon immer da war, nicht entziehen können, tritt das Licht der Bewusstheit in die schon so lange im Schatten gelegenen Ecken und Nischen. Wir können uns den Zugang zu unserem Herzen nicht länger vorenthalten. Wenn wir uns selbst mit Barmherzigkeit begegnen, sind wir auch in schweren Zeiten in der Lage zu lieben.

Wie wäre es, mit einem natürlich offenen Herzen und mit einem Geist zu erwachen, der so klar ist, dass man sogar sein unsterbliches Wesen sehen kann? Wie wäre es, völlig frei aufzuwachen? Frei vom Vorurteil der Überlegenheit und der eingebildeten Erniedrigung unseres Selbst? Frei von Urteil und Reue? Frei von Angst und Zweifel, die uns unserer Heilung misstrauen lassen? Frei von ruhelosen und offen für jeden kreativen Gedanken? Frei vom Hunger nach „mehr“ und dem Durst nach Befriedigung? Frei von Angst und der Tyrannei, die uns lehrt, wir seien weniger als unsere spirituelle Größe?

30

Die Überwindung der Perfektion

In vieler Hinsicht fürchten wir uns vor Unvollkommenheit. Sie ist ein großer Bestandteil unseres alltäglichen Kummers. Wenn Barmherzigkeit unsere Aufmerksamkeit durchdringt, erkennen wir, wie schwer unsere Vorstellungen von Perfektion auf uns lasten. Was wir für Unvollkommenheit halten, verfolgt uns seit Langem in unseren Träumen.

Perfektion bezieht sich auf unsere sich ständig wandelnden Vorstellungen dessen, was wünschenswert ist. Unser Bild, was wir sein wollen, ändert sich. Seit dem Kindergarten wollten wir kein Cowboy oder keine Märchenprinzessin mehr sein. Selbst die Auffassung von dem, was Perfektion ist, setzt eine Klarheit des Urteils voraus, die es nicht gibt. Das Urteil hat immer einen unklaren, nicht perfekten Kern.

Wir bemühen uns, perfekt oder gar „erleuchtet“ zu sein, aber Erleuchtung macht die Persönlichkeit nicht perfekt, sondern nur den Standpunkt. Die Weisen sind sich sogar darüber uneins, worin die „absolute Vollkommenheit“ der Erleuchtung besteht.

Nach 45 Jahren der meditativen Beobachtung meiner selbst und anderer glaube ich, dass es keine beständige „Erleuchtung“ oder „Vollkommenheit“ gibt. Ich meine, es gibt nur Liebe und andernfalls höchstens noch ein paar Augenblicke außerordentlicher Klarheit, die ein paar Sekunden, Minuten oder Monate anhalten können. Aber eine Millisekunde dieser Klarheit reicht aus, um uns ein neues Leben zu verschaffen, das in der Lage ist, auf die periodisch auftretenden Wellen unbeachteten Kummers, die nach liebevoller Aufmerksamkeit aus der Gegend des Herzens verlangen, zu reagieren.

Mein Lehrer hat oft auf die Bedeutung des Unterschieds zwischen Theorie und Praxis hingewiesen. Er sagte, wenn unser theoretisches Ziel in der Perfektion bestehe, sei es nicht wahrscheinlich, dass wir befreit werden. Er sagte, dass manche Leute durch „textbezogenen Perfektionismus“ verwirrt seien und sich in Übersetzungen verfingen, die Buddha als „den Vollkommenen“ bezeichnen. Seiner Auffassung nach führten derartige Bezeichnungen zu einem typisch verwirrten Streben nach Erleuchtung: „Sie übersehen das Wesentliche und vergessen, dass man nicht nach Perfektion, sondern nach der Befreiung von Verwirrung und Leiden strebt.“

Perfektion ist der Alptraum des selbstbezogenen Geistes. Befreiung ist die Natur des alles akzeptierenden Herzens. Der Unterschied zwischen Sklaverei und Freiheit zeigt sich in der Differenz zwischen Perfektion und Befreiung. Wenn wir uns vom Streben nach Perfektion befreien, erkennen wir, dass der Perfektionist oft unfähig ist, jene Augenblicke spontaner Vollkommenheit zu erfahren.

Streben wir nicht mehr nach einem perfekten Geist oder Körper oder einer perfekten Persönlichkeit und verurteilen vermeintliche Mängel nicht mehr, befreien wir uns aus der Perfektionsfalle. Wenn wir versuchen, herauszufinden, wer wir wirklich sind, anstatt uns dauernd ändern und besser sein zu wollen als der Ort in uns, an dem wir bereits perfekt sind, sind wir nicht mehr von der Meinung anderer abhängig. Indem wir uns so begegnen, „wie wir sind", und Selbstakzeptanz als eine Form des Mitleids und Dankbarkeit als eine Form der Anerkennung praktizieren, finden wir heraus, wer wir sind und wer wir waren, bevor man uns eingeredet hat, wir könnten uns, unserer Intuition und unserem liebevollen Herzen nicht vertrauen. Wir suchen mit Barmherzigkeit und liebevoller Güte nach unserem unverletzten und unverletzlichen Wesen.

Anstatt uns in unserem gewöhnlichen Kummer zu verlieren, der mit der menschlichen Natur verbunden ist, bemerken wir, dass unser Glück immer wieder auf die gleichen Hindernisse trifft. Wir sagen: „Wie erstaunlich! Schon wieder Wut." „Wie erstaunlich! Schon wieder Angst. „Wie erstaunlich! Schon wieder Eigeninteresse." Wir sagen auch: „Wie erstaunlich! Schon wieder Kummer." Wir kümmern uns um unsere Sorgen, indem wir uns auf sie konzentrieren, sie sogar benennen. So können sie sich nicht mehr unter unserer normalen Bewusstseinsebene verstecken, um von dort die Fäden unserer Emotionen zu ziehen und uns mit unseren eigenen Handlungen zu überraschen.

Wenn wir ungeduldig werden, weil wir unserer natürlichen Entwicklung misstrauen und uns durch unsere Vorstellung von Perfektion gegen die Zeit stemmen, sollten wir uns sagen: „Der Frühling kommt und das Gras wächst von selbst." Die Geduld hat viele Eigenschaften mit der Gnade gemein. Wir beginnen, dem mit Barmherzigkeit zu begegnen, was wir so oft verurteilt haben.

Der Prozess der Befreiung erweicht den Bauch und öffnet das Herz, um den Geist zu beruhigen und die Gnade freizulegen, die wir mit der Geburt erhalten.

31
10 000 Kümmernisse

Es heißt, dass das „Verlangen die Mutter der 10 000 Kümmernisse" sei.

Die meisten Menschen denken beim Wort „Verlangen" an Sex oder Gier. Diese gehören zwar zu den offenkundigsten Äußerungen des Verlangens oder Wünschens, aber der Einfluss des Wunsches auf unser Leben reicht viel weiter. Impuls, Drang, Einstellung, Vorliebe, Intention und viele andere Arten spontan wirkenden Verhaltens erwachsen zwanghaft aus dem System unseres Verlangens. Sie bestimmen unser Leben, unsere gemeinsamen Interessen mit anderen, die Anziehungs- und Abstoßungskräfte in Beziehungen, unsere Arbeit und unsere politischen und spirituellen Ansichten. Sie sind manchmal so subtil, dass wir sie kaum erkennen.

Ein Großteil unserer Trauer beruht auf enttäuschten Wünschen. Enttäuschung ist das natürliche Resultat, wenn wir nicht bekommen, was wir wollen, oder nicht wollen, was wir bekommen. Natürlich ruft ein Verlust die größte Enttäuschung hervor. Verlust einer geliebten Person, Verlust einer Liebe, Verlust von Sicherheit, Verlust von Vertrauen, Verlust von Glauben, Verlust von Sinn, Verlust der Jugend, Verlust des Lebens: Verlust von etwas, das uns wertvoll war. Schwere Enttäuschungen und unerfüllte Hoffnungen führen nicht nur zu einem „Leben stiller Verzweiflung", von dem Thoreau sprach, sondern auch zu existentieller Desillusionierung, einer Art romantischem Pessimismus, der gegenwärtig so in Mode ist.

Ein Lehrer sagte, dass das System unserer Wünsche „das Lenkrad [die Intention] mit der Kurbelwelle [der Anstrengung] unseres Lebens [dem Ergebnis]" verbindet. Unser Verlangen treibt uns unaufhörlich einen bestimmten Weg entlang oder ändert plötzlich die Richtung.

Das Verlangen ist das Gerüst unserer Bestrebungen, Bedürfnisse und Vorlieben, die der Persönlichkeit zugrunde liegen und die Handlungen des Individuums antreiben. Es ist das „wahre Gesicht", das sich hinter dem Konstrukt der individuellen Persönlichkeit versteckt und so wichtig und einflussreich ist. Man hält es für einen wichtigen Bestandteil dessen, was in manchen Traditionen das „Bündel des Karma" genannt wird. Es heißt, es überlebe den Tod und bewirke die Wiedergeburt. Seine Auswirkungen auf die Gegenwart zeigen sich in jeder Inkarnation unseres veränderlichen Lebens ebenso deutlich, wie es die Entwicklung nach dem Tod beeinflussen soll. Von Kindesbeinen bis ins Erwachsenenalter (siehe Kapitel 34, „Die Karte unseres Lebens") und in allen Veränderungen dazwischen wird unsere Zukunft dadurch geschaffen, dass wir in jedem Augenblick, in jeder Handlung und mit jeder Absicht an diesem festhalten und jenes verurteilen.

Unser gewöhnlicher chronischer Kummer umfasst die Enttäuschungen, die sich im Laufe eines Lebens durch veränderte Wünsche und die darauf folgenden Verluste anstauen. Sie resultieren auch aus den wahnsinnigen Bemühungen, alles zu behalten, was wir haben, und der damit verknüpften Unbeständigkeit. Diese Verluste, von denen man manche kaum bemerkt und andere nie überwinden kann, fließen Tropfen um Tropfen in einen Bach, der in das Sammelbecken der Trauer mündet. Der unaufhörliche Selbstschutz, der sich durch einen harten Bauch ausdrückt, und die Unsicherheit, die schon so alltäglich ist, dass sie einem selbst nicht mehr auffällt, bewirken, dass man die Ursprünge der Trauer kaum zu erkennen und sie noch weniger anzuerkennen vermag.

Die gewöhnlichen Mechanismen des Wünschens

Der Geist hängt sich an Dinge. Der Wunsch motiviert dieses Festhalten. Obgleich es natürlich ist, reduziert das Klammern die riesige Weite des Geistes auf die Größe eines Gedankens, auf eine Blase, die unser Bild widerspiegelt. Wir lassen uns von unserem Bild hypnotisieren und übersehen dabei die riesige Bewusstheit, in der die Blase schwimmt.

Der Wunsch hält das Leben an der kurzen Leine und prüft es mit der Unvollkommenheit des Auges auf Unvollkommenheiten. Der urteilende Geist trauert den ganzen Tag.

Der mit vorurteilsbehafteten Wünschen Beladene klagt darüber, woher wir kommen und wohin wir gehen. Er beschwert sich über die, denen wir auf dem Weg begegnen, über Familienmitglieder und Nachbarn, Arbeitskollegen und Chefs, Freunde und Geliebte, Ehepartner und Ex-Ehepartner und alle anderen, die seinen Maßstäben nicht genügen.

Wir beklagen uns darüber, wie wir uns fühlen, wie wir aussehen, dass es zu kalt oder zu warm ist und die Dinge nicht so sind, wie wir wollen. Wir beklagen uns den ganzen Tag über das Leben. Wir beklagen uns die ganze Nacht über den Tod.

Der urteilende Geist ist der unbefriedigte Wunsch. Er

beklagt sich über das Fehlen von etwas anderem. Abwechselnd prahlt er mit dem Wunsch und schämt sich für ihn. Er ist ständig mit sich selbst im Widerstreit. Im einen Augenblick sagt der Geist: „Iss eine Eisbombe!“, und eine Viertelstunde später meint er, während wir uns noch die Finger ablecken: „An deiner Stelle hätte ich das nicht getan!“ Die Wünsche kämpfen gegeneinander.

Selten erkennen wir die Folgen unserer Wünsche rechtzeitig, bevor uns von der Eisbombe schlecht wird oder bevor wir jemand anderer geworden sind, den wir aber nicht mögen, nur um das zu bekommen, was wir wollen.

Der Wunsch ist allerdings nicht, wie manche sagen, „schlecht“. Er ist nur schmerzhaft. Er ruft ein Gefühl des Nichthabens und der Unvollständigkeit hervor. Und wenn wir doch das haben, was wir wollen, beklagt er sich über zu kurze Befriedigung und die Vergänglichkeit des zufriedenen Gefühls. Oder wir beklagen uns, dass die Sache nicht ganz so toll ist, wie sie im Katalog unserer Wünsche angepriesen wurde. Das sind der Schmerz des Wollens und die Unbeständigkeit in unserem Innern, unserem Trauerpunkt.

Jeder hat ein System der Wünsche. Selbst Jesus und Gandhi hatten Wünsche, und auch der Dalai Lama hat Wünsche. Zumindest wünschten sie das Wohlergehen der anderen, vielleicht wünschten sie für sich selbst sogar, weiterzuleben und Schmerzen zu entgehen.

Das Problem besteht natürlich nicht nur im Wunsch, sondern in unserem Bestreben nach seiner dauernden Befriedigung, das den Wunsch von der Bewusstheit in einen

Bewusstseinsstau führt. Wir sind süchtig nach Befriedigung. In dieser Sucht ist unsere innere Trauer begründet, weil wir nie anhaltend befriedigt sein können.

Das heißt nicht, dass wir jeden Wunsch unterdrücken sollten. Vielmehr könnten wir ihn im Augenblick seines Entstehens aus vollem Herzen schätzen. Hierzu müssen wir nicht die Zeit anhalten, aber wir müssen das erste gedankliche Bild eines Wunsches erkennen und das Glück vom Leiden unterscheiden, das aus ihm resultiert.

Das Problem besteht darin, dass wir uns mit den kleinen Befriedigungen der kleinen Wünsche aufhalten und die Große Befriedigung des Großen Wunsches übersehen. Es heißt, der Große Wunsch, der innere Wille nach Vervollständigung, sei es, der das Herz öffnen und das Potential des Geistes ausschöpfen könne. Er führe zur Großen Befriedigung, zur Quelle der Befriedigung, auf die man während der Erfüllung kleiner Wünsche nur einen kurzen Blick erhascht.

Wir wollen etwas und versuchen immer wieder, es zu erlangen. Wenn es schließlich in unsere Reichweite kommt und der brennende Wunsch in dem Moment kurzzeitig erlischt, in dem es greifbar wird, erfahren wir einen Augenblick der Befriedigung. Eine der großen Ironien der Wunschbefriedigung besteht darin, dass Befriedigung nur entsteht, wenn der Wunsch für einen Augenblick verschwindet. Das flüchtige Erfahren von Befriedigung verschafft einen kurzen Blick auf die Quelle der Befriedigung. Diese wird enthüllt, wenn der Wunsch im Moment seiner Erfüllung abklingt. Befriedigung ist ein Blick ins Helle, wenn die Wolkendecke kurz aufreißt. Unsere Sucht nach Befriedigung ist zwar sehr frustrierend, offenbart ironischerweise aber auch unser Streben nach Ganzheit.

Das bittersüße Festhalten am Wunsch zu beobachten, ist ein Akt der Barmherzigkeit an einem selbst. Es steigert unsere Freude, ohne einen unangenehmen Nachgeschmack zu hinterlassen. Die achtsame Beschäftigung mit dem Verlangen öffnet ein Fenster, durch das wir die Schönheit des Mondes und zugleich unser eigenes Spiegelbild sehen.

Achtsames Beobachten der Wirkungsweise unseres Systems der Wünsche und der Schmerzen, die es uns und anderen zufügen kann, rückt das Herz in den Mittelpunkt. Es bestätigt die Möglichkeit, unser Leben liebevoll zu führen und manchmal vollständig befriedigt zu sein. Es ermöglicht, die Ursachen des Leidens barmherzig zu untersuchen, und ermutigt uns, sicher in unserem Leben zu leben, statt wie ein erschrockener Beobachter eines Verkehrsunfalls sein Opfer zu werden.

Der Wunsch ist im Gegensatz zur Befriedigung beständig. Wenn man sich nicht mit ihm beschäftigt, kann er dazu führen, dass man das Leben nicht mehr bewältigt. Wenn wir jedoch Verantwortung für unser Leben übernehmen und uns aktiv mit ihm beschäftigen, statt zwanghaft zu reagieren, wenn wir uns mit einer befreienden Bewusstheit uns selbst zuwenden, wird dies das Leben lebenswert machen.

32

Ein Tag des Gesangs

Wenn das Herz schmerzt, kann ein Lied Abhilfe schaffen. Ondrea und ich haben vielen Menschen, die wegen ihres Kummers ihren erregten Geist nicht mehr beruhigen konnten, empfohlen, jeden Tag ein Lied zu singen. Der Gesang öffnet ungenutzte Gehirnareale und führt uns in andere Hemisphären. Der Gesang stärkt unseren spirituellen Geist und die Qualität des Bewusstseins, die wir als Herz bezeichnen.

Es ist egal, ob man einen Rocksong oder ein altes Liebeslied, eine Ballade oder ein Kinderlied singt. Man kann einen Schlager grölen oder eine Toccata von Bach summen. Kaufe ein billiges Karaokegerät und verwandle deinen Kummer und deine Freude in Gesang. Lasse ihn im wartenden Herzen widerhallen. Singe auch gemeinsam mit anderen in einem großen Chor, einem Quartett oder einer kleinen Gruppe.

Der Gesang hallt zwischen Geist und Herz wider. Er beklagt die Abwesenheit geliebter Personen und erfreut sich an der Freundlichkeit, die wir erfahren haben.

Unser Kehlkopf sitzt über dem Herzen. Ein Geräusch, beinahe ein Stöhnen, dringt aus dem gebrochenen Herzen, strömt durch den Kehlkopf und verlässt den Körper als Gesang. Der Körper ist eine Klangkammer. Je inniger unser Gesang wird, desto hörbarer wird unser Herz. Ein tieferes Wissen kommt an die Oberfläche, sodass wir es erkennen können.

Der Wunsch, dass die Dinge anders sein mögen und Verlust und Tod irgendwie beherrscht werden könnten, verursacht ein Mangelgefühl. Mit einem Atemzug nach dem anderen können wir jedoch das Lied wiederholen, die Flöte hören und die Rose riechen. Mit einem Atemzug nach dem anderen heilen wir uns bis in das Herz hinein.

Wir singen im Vertrauen auf unsere Heilung, ohne zu wissen, was danach kommen mag.

Der Gesang breitet sich vom Zentrum der Brust heraus aus und öffnet den Körper. Erleichterung folgt, nachdem man sich in den Gesang ergeben hat.

Zuerst versucht man, gut zu singen. Aber das hat nichts mit dieser Heilung zu tun. Sie ist eine Übung des Hörens wie des Singens. Das Ziel besteht darin, tief am Lied teilzuhaben und tief zuzuhören. Ästhetische Werturteile verschwinden angesichts des Lautes im Zentrum. Lausche in den Laut hinein, um etwas vom Frieden zu hören, nach dem sich dein Herz sehnt. Lasse das Lied sich selbst singen.

Wir singen nicht nur, sondern hören dem Lied genau zu, während der Laut durch den Kehlkopf strömt und den Raum mit Klang erfüllt. Er wird in die Labyrinthe hinter dem Ohr gezogen und hallt im Schädel wider. Es entsteht ein Kreislauf des Hörens, während das Lied zwischen Mund und Ohr zirkuliert. Der Klang umhüllt das Herz.

33
Unser Leben ist „nur so viel"

Das Leben im Hier und Jetzt, Aufmerksamkeit sowie Barmherzigkeit akzeptieren den Augenblick so, „wie er ist". Im Buddhismus sagen einige Lehrer, dass alles, was wir zu unserer Befreiung tun müssen, „nur so viel" sei. Dabei führen sie ihren Daumen und Zeigefinger so weit zusammen, dass kaum ein Blatt Papier zwischen sie passt. Nur im ewigen Augenblick, in der lebendigen Wahrheit und der lebendigen Gegenwart kann das Leben gelebt werden. Die unwiederbringliche Vergangenheit ist vorbei und die unvorhersehbare Zukunft ist nur ein Traum. Nur dieser Augenblick, sei er für uns Himmel oder Hölle, ist „real". Wir nehmen uns Zeit für einen Augenblick und kümmern uns im Detail um die Ewigkeit.

Noch Jahre nach ihrer zerstörten Kindheit hatte Janet Angst. Aber langsam bewegte sie sich auf eine Harmonie zwischen dem heilenden Herzen und dem zerrissenen Geist zu. Sie sagte:

„Ich verbrachte meine frühe Kindheit in einem Konzentrationslager. Ich habe viel Tod und Gewalt gesehen.

In meiner Familie herrschte eine enorme Trauer, über die nicht gesprochen wurde. Seit dem Lager ist mein ältester Bruder wegen Unterernährung hirngeschädigt und zurückgeblieben. Jeder von uns erfuhr physischen und psychischen Schmerz. Er verstärkte sich immer mehr.

Aufgrund dieser Erfahrungen schienen die Teile nicht zusammenzupassen. Obwohl ich jetzt ein größeres Bild sehen kann, fehlen immer noch ein paar Teile. In meinem Leben gibt es Reichtum – in dem Sinne, dass es mir materiell an nichts fehlt, dass ich einen unterstützenden Mann und zwei wundervolle Söhne habe, die gut zurechtkommen und einigermaßen glückliche Menschen zu sein scheinen, und dass ich eine sinnvolle Arbeit verrichte. Trotzdem passen ein paar Teile nicht zusammen. Manchmal stellt sich ohne erkennbaren Grund eine sehr tiefe Traurigkeit ein.

Ich war in Therapie. Ich bin selbst Therapeutin. Ich habe viel mit Vergebung und Selbstbarmherzigkeit gearbeitet. In einem größeren Zusammenhang erkenne ich auch, dass die ganze Sache es mir bisher ermöglicht hat, meinen Patienten gegenüber verständnisvoll und mitfühlend zu sein. Ich glaube aber, dass ich mit mir selbst noch nicht sehr oft so umgehe. Manchmal falle ich in etwas aus der Vergangenheit zurück.

Manchmal wird es nur dadurch ausgelöst, dass ich die Nachrichten anschaue. Hin und wieder erlaube ich es mir dann, es durchzumachen und die ganze Sache so zu betrachten, als sei ich eine Patientin. Ich habe dann Mitgefühl und eine überschäumende Güte gegenüber der Person, die in Schwierigkeiten steckt und die ich selbst bin. Dadurch verschwindet eine Menge Schmerz.

Es ist zwar oft sehr befreiend, wenn ich mich ganz dafür öffne, aber ich habe immer Angst, dass ich nicht mehr funktionieren könnte, wenn ich alles hereinließe. Manchmal gestatte ich mir, dabei zu sein, aber ich bin nicht wirklich ganz dabei. Anstatt dabei zu sein, irre ich eher rastlos im Haus herum. Es liegt immer etwas auf dem Küchentisch, was ich wegräumen muss.

Meistens habe ich aber mehr Verständnis für das, worauf sich meine Gefühle beziehen. Das hilft. Ich habe mich mit manchen dieser Dinge so beschäftigt, dass sie jetzt in Ordnung zu sein scheinen. Aber ich habe auch den Eindruck, dass noch etwas Abschließendes getan werden muss, und ich weiß nicht genau, was das sein könnte."

Jetzt, nachdem du deinen Schmerz betrachtet und deinen Wunden sowie den Wunden anderer, die den Weg in die gemeinsame Heilung der Seelsorge gefunden haben, eine liebevolle Therapie angeboten hast, musst du dir bewusstmachen, dass es immer noch etwas gibt. Es gibt immer noch einen Augenblick, für den man sich öffnen muss. Man muss immer wieder in das eintreten, was im Herzen verschlossen ist.

Manchmal schafft man es einfach nicht, die Last auf einmal zu bewältigen. Wir müssen die Teile einzeln betrachten, bevor wir versuchen, aus ihnen ein kohärentes Bild der Welt zu formen. Manchmal müssen wir diese große, verwirrte Masse in Einzelteile zerlegen. Manchmal können wir „nur so viel" bewältigen. Aber das reicht schon aus, um frei zu sein.

Gelegentlich ist es schwierig, den Geist zu überzeugen, dass Achtsamkeit den Weg zum wartenden Herzen öffnen kann.

In den 40 Jahren, in denen ich „auf buddhistische Weise" auf meinem Meditationskissen gesessen und jeden Kummer und jede Segnung vorbeiziehen gesehen habe, gab es Phasen, in denen das Sammelbecken der Trauer in meinen Körper und meinen Geist übergelaufen ist. Das war fast nicht zu ertragen. Selbstverdammung, Gefühle, „den Augenblick" verpasst zu haben, in dem man der Liebe hätte dienen können, aber von verletzender Angst beherrscht wurde, und ein Gefühl völliger Hilflosigkeit erwuchsen aus meinem Leiden. Mein Geist und mein

Körper standen in Flammen. Ich konnte mir keinen gedanklichen Weg durch sie bahnen. Je mehr ich versuchte, sie zu verstehen und einen Ausweg zu finden, desto mehr schlossen mich die Flammen ein. Je angespannter mein Körper wurde, desto aufgeregter und verzweifelter wurde mein Geist. Es gab keinen Ausweg.

Durch die Flammen hindurch konnte ich jedoch die Lehre des „nur so viel" erkennen. Ich war in der Lage, der Millisekunde des Grauens zu widerstehen – einem Atemzug der Furcht und des Selbsthasses. Voller Barmherzigkeit konzentrierte ich mich auf jeweils einen Augenblick des sich entfaltenden Bewusstseins. So bekam ich die Lage langsam unter Kontrolle. In diesen kleinen Prüfungen gelingt es, das nicht zu bewältigen Scheinende ein bisschen zu bewältigen. Wenn wir vor Durst sterben und Wasser herunterstürzen, können wir uns verschlucken. Aber kleinste Schlucke nacheinander können den Durst lindern. Das Leben war so groß, dass ich es nicht bewältigen konnte, aber in diesem Sekundenbruchteil hatte ich in meinem Herzen genügend Raum für meinen Schmerz.

Der große buddhistische Lehrer Ajan Cha aus Thailand, der Lehrer eines meiner Lehrer, sagt, dass wir, wenn wir nur ein Bild unseres inneren Films erfassen können, nur ein Flimmern in der Aufführung, das finden, was wir suchen.

Victor Frankel und viele andere Überlebende der Konzentrationslager sprechen von einer Ebene des „Sinns", die sie durch das Lagerleben geführt hat und das Zentrum des Lebens im Herzen bildete: der Sinn, den die Liebe anderer und die Hoffnung auf eine bessere Zukunft dem Leben gibt. Er war nicht die „Hoffnung", die so oft in Angst gründet, sondern ein sinnerfülltes Vertrauen. Anne Frank hat über dieses Vertrauen geschrieben: Obwohl Menschen so seelenlos und grausam erscheinen können, erschöpfen sie sich darin nicht.

In den Lagern der Vergangenheit und Gegenwart sowie in den zehntausenden Heimen, die von der Trauer des vorangegangenen Tages erleuchtet werden, findet das Herz Raum für seinen Schmerz, wenn es sich anderen zuwendet – das Herz, das wir alle teilen, und der Schmerz, der uns allen gemein ist.

34
Die Karte unseres Lebens

Wir haben zwar gelernt, dass wir ein Substantiv sind oder sein müssen, aber in Wahrheit sind wir ein ruheloses Verb, ein Prozess im Prozess. Wir werden in eine Tragödie und eine Gnade mit unvorstellbarem Potential hineingeboren.

In einem Leben, das aus einer unzählbaren Anzahl von Momenten besteht, verändern nur ein paar Dutzend Augenblicke unseren Lebensweg: einige Momente der Entscheidung ändern alles. Die Erfüllung früherer Neigungen und Vorhaben, Unfälle und scheinbare Zufälle, die uns tiefer in das Verharren in der Gewohnheit treiben oder aus ihr befreien, gelten als Schicksal. Ein paar vereinzelte Augenblicke werden entscheidende Wendepunkte in unserem Leben – zum Guten wie zum Bösen: verpasste Gelegenheiten und Momente, in denen das Liebeskarma (das all die Akte der Güte umfasst, die den Weg zum Herzen ebnen) unsere Segel füllt, Momente klarer Weisheit und verfehlten Urteils und die Folgen derartiger Urteile für andere.

Das Judentum hat sich mit dem Phänomen eingehender beschäftigt: die Veränderung des Lebens nach bestimmten Ereignissen. Es beinhaltet den Glauben, dass wir für einen Augenblick geboren werden, in dem wir auf die Probe gestellt werden, dass die Ewigkeit von einem einzigen Augenblick abhängt und man nie weiß, wann dieser Augenblick kommt – *sei also wachsam!*

Die Vorstellung dessen, was wir sind und was wir als „das Selbst“ bezeichnen, bildet sich in allen Einzelheiten aus. Sie dringt in unerforschte Gebiete vor, die so voller Geister und Dämonen, Engel und Helden sind wie dunkle Wälder der Mythologie. In den unterschiedlichsten Regionen, die auf der Karte unseres Lebens markiert sind, steht geschrieben: „das Spiegelkabinett der Selbstentdeckung“.

Unser Leben lässt sich auf einem Punktdiagramm nachvollziehen. Mit der wachsenden Vorstellung des Selbst finden wir in jedem Augenblick die Möglichkeit zu Verlust und Gewinn. Die Ausdehnung der Idee dessen, was wir sind, umfasst zahlreiche Bestandteile unserer gewöhnlichen Trauer: den schwachen Kummer, der mit unserer täglichen Zwangslage verknüpft ist, nicht gut genug zu sein, und all die anderen Momente des Ungenügens, die uns bedrücken. Langsam häuft sich der gewöhnliche Kummer unserer wachsenden Schmerzen, Triumphe und Niederlagen an. Mit dem Wachsen unserer Idee oder Wunschvorstellung von uns selbst gehen Dankbarkeit und Enttäuschung einher. Wir sind immer in der Nähe von Vergnügen und Schmerz.

Vom Tag unserer Geburt an kommunizieren wir ohne Sprache. Aber schon nach recht kurzer Zeit können wir uns auf Fotografien erkennen und suchen. Bald wird deutlich, dass wir nicht als „leere Tafel“ geboren werden, wie einige Psychologen behaupten, sondern uns in Temperament, Neigungen und Ausdruck unterscheiden. Wenn wir älter werden, schaffen wir „eine Geschichte unserer selbst“, einen autobiografischen Mythos, das mentale Konstrukt eines „Ichs“, das wir im Laufe unseres Lebens ergänzen. Wir bauen unser kleines Schiffchen und schreiben unseren Namen auf die Bordwand.

Während sich unsere Geschichte entfaltet, strömt die Schöpfung durch uns hindurch. Wir schwingen uns im Dschungel unseres Lebens von Ast zu Ast und greifen nach dem nächsten Ast, während wir noch am letzten hängen.

Das Potential unserer Trauer und unseres Wachstums verändert sich von Augenblick zu Augenblick.

Wenn wir durch das Tor der Pubertät treten, lassen wir den größten Teil dessen, was von der „Unschuld der Jugend" geblieben ist, hinter uns. Mit diesem Verlust gewinnen wir eine neue Sicht der Welt. Die Persönlichkeit durchquert die „Angst vor dem Erwachsenwerden" und findet neue Ausdrucksmöglichkeiten. Verleugnung und Verwirrung, Mut und Risikofreude erweitern unseren Horizont. Wir fühlen uns unbesiegbar. Nur der plötzliche Tod eines Freundes erinnert uns daran, dass wir es nicht sind. Die Zukunft kommt in Sicht. Wir erkunden neue Welten. Wir spielen risikoreich. Wir veranstalten Partys, feiern den Abschlussball und versuchen, die alte Tradition zu überleben, angetrunken hinter dem, was in unserer Hoffnung vor uns liegt, herzurasen.

In unseren Zwanzigern magnetisiert uns die Lust und verführt uns die Romanze. Wir entwickeln umfassendere Strategien, um das zu bekommen, was wir wollen. Wir entdecken neue Wege, auf denen wir bis zu einer Kreuzung gehen, die uns zu entfernteren Horizonten führt. An diesem Punkt der Landkarte erkennen wir, warum René Daumal unser Leben als den „Mount Analogue" (den Analog-Berg) bezeichnet hat. Er meinte damit, dass wir Bergsteiger werden müssen, um die Spitze dessen zu erklimmen, was das Leben zu bieten hat. Einige, die sich vor der Höhe fürchten, bleiben im Schatten ihres psychischen und spirituellen Potentials, im Basislager, wo sie sich mehr Bequemlichkeit und Sicherheit erhoffen. Wer jedoch emporsteigt, erlangt eine Perspektive, die ihm ein Leben lang bleibt. Wenn wir einmal die Ebene überblickt haben, können wir uns nie wieder völlig verlaufen und unsere Sicht auf das Leben wird weiter.

An ihrem dreißigsten Geburtstag beklagen viele Leute das Ende ihrer Jugend. In den Dreißigern wachen viele von uns zitternd auf und suchen, was jenseits der Enttäuschung zu entdecken ist. Manche finden, was sie gesucht haben. Andere verschlafen Gelegenheiten und neue Wege. Gelegentlich bemerken wir, dass unser Schiffchen nicht mehr so schnell ist wie früher.

Ab vierzig beklagen wir uns besonders häufig darüber, dass unser Kurzzeitgedächtnis schlechter und unsere langfristigen Pläne weniger werden. Ende vierzig bekommen wir immer häufiger die Folgen unserer Handlungen vorgesetzt. Wir konzentrieren uns etwas mehr darauf, unerledigte Dinge zu erledigen. Wir wagen Vorstöße in die warmen Gewässer der Vergebung. Wir kosten die Süße des Loslassens und des Seinlassens. Wir werden menschlicher, mit allen Segnungen und Fallstricken. Einige Menschen haben den Eindruck, ihre Blüte beginne zu welken. Andere werden zu Gärtnern. Wir prüfen unser Schiff auf Lecks.

In der Lebensmitte erkennen wir, dass wir länger gelebt haben, als wir noch leben werden. Einige Leute kaufen ein schnelles Auto, um den Tod zu überholen. Andere lassen sich liften, um die Zeit zu überlisten. Wieder andere entdecken wider Erwarten den spirituellen Geist. Neue Wege werden genauer geprüft. Die Vitalität lässt nach. Man muss medizinische Entscheidungen treffen. Einige Freunde sterben.

In den Fünfzigern müssen wir uns verausgaben, um Dinge zu tun, die wir einmal mühelos verrichten konnten. Was die meisten Menschen für Schönheit halten, verblasst. Entweder lässt sie sich in unserem Herzen nieder oder macht sich auf und davon. Unser jugendlicher Flirt mit dem Tod existiert nicht mehr.

Eine Frau, die nach ihrer Scheidung auf Arbeitssuche war, klagte: „Ab fünfzig haben die Leute mich nicht mehr wahrgenommen." Es ist anstrengend, unsichtbar zu werden. Gefühle der Verlassenheit können entstehen, die sehr einschneidend sind. Der mit dem Alter einhergehende Status als „gesellschaftlicher Pariah", als Ausgestoßener, verstärkt unsere Identität als Körper, die wiederum unsere Angst vor dem Tod verstärkt.

Ärzte haben ermittelt, dass viele Menschen im Alter zwischen fünfzig und siebzig etwa dreißig Prozent ihrer Energie verlieren und über zwei Zentimeter kleiner werden. Wir werden kurzatmiger, die Segel sind weniger voll, manchmal brauchen wir ein Ruder. Wir sind kleiner und langsamer und lernen, Walzer zu tanzen. Manche lernen endlich den Tango.

In unseren Sechzigern entdecken wir entweder etwas von der jugendlichen Freude am Lernen wieder und entwickeln neue Interessen – oder wir werden unangenehm alt. Für manche Menschen ist das die beste Zeit, für andere die schlimmste. Komfort erscheint angemessen. Viele Leute werden zu Waisen.

Je nach unserer genetischen Disposition nehmen wir durchschnittlich fünf Medikamente pro Tag. Wer seinen Lebensstil ändert, einige seiner Lieblingsspeisen aufgibt und Sport treibt, obwohl er lieber depressiv auf dem Sofa sitzen würde, braucht vielleicht weniger Medikamente. Vielleicht meditieren wir, praktizieren Yoga und bleiben wie viele Menschen bis in unsere Achtziger hinein aktiv. Einige Leute sterben orientierungslos und verblüfft innerhalb eines Jahres nach ihrer Pensionierung.

In unseren Siebzigern wirkt der Garten jedes Jahr farbenfroher. Weniger Freunde sind noch am Leben. Wir lernen es, alt zu sein. Wir erforschen die Kunst des Alterns oder haben noch mehr Angst vor dem Tod. Ich habe viele Menschen in ihren Siebzigern sagen hören, sie fühlten sich in ihrem Herzen wie 16. Hingegen habe ich selten von einem Vierzigjährigen gehört, er fühle sich jünger, als er sei.

In unseren Achtzigern sind wir für jeden Tag dankbar. Gelegentlich studieren wir die Traueranzeigen, um zu sehen, ob unser Name dort auftaucht. Vielleicht sind wir sogar die einzige Person im Freundeskreis, die noch lebt. Musik beruhigt uns. Manchmal weinen wir, wenn wir eine geliebte Person sehen. Statistiken zufolge werden 90 Prozent der medizinischen Aufwendungen im letzten Lebensjahr ausgegeben.

In unseren Neunzigern üben wir das Sterben. Wir verbrennen unser Boot, damit uns warm wird. Wir trinken Wein. Wir rauchen Zigarren, essen Kuchen und sehen alte Filme. Unsere Gebete sind einfach und wahr. Der Tod ist kein Feind.

Das Altern kann eine Beleidigung nach der anderen darstellen – wenn wir hoffen, das an Perfektion orientierte Selbstbild aufrechtzuerhalten, das uns so viel Unbehagen bereitet hat. Unerledigte Dinge steigern unseren Blutdruck und senken unsere Selbstachtung. Wer meinte, das Leben sei eine endlose Serie von Proben und Vorstellungsgesprächen, und sich immer wie ein ungebetener Gast gefühlt hat, wird wenig Ruhe finden. Der Geist ihrer Unwürdigkeit spukt in den Räumen der Erinnerung. Mit der unbewältigten Trauer gräbt sich die Depression tiefer in sie ein. Das Leben scheint hinter ihnen herzulaufen.

Ohne das Herz als Zufluchtsort kann das Leben bedeutungslos werden. Wir wollen nicht akzeptieren, dass Krankheit, Alter und Tod unvermeidlich sind und suchen im Gesetz der Unbeständigkeit nach einem Hintertürchen. Die Gezeiten löschen nach und nach alles außer Liebe und Hass aus.

Das Altern kann aber auch die Chance des Lebens sein.

In der Welt erweckt nicht mehr so viel unser Interesse. Unsere Ausflüge werden kürzer. Die Lebenskraft zieht sich langsam aus dem Körper zurück und setzt sich im Herzen zur Ruhe. Wir lieben das, was ist, anstelle dessen, was sein könnte. Wer noch keinen Weg ins Innere gefunden hat, mag sich hilflos fühlen. Seitenwinde drohen, unsere Segel zu zerreißen. Ein Sturm könnte den Mast umknicken. Manchmal stottert der Motor.

Im Prozess des Alterns zieht sich unsere Lebenskraft nach und nach aus dem körperlichen Gefäß zurück und konzentriert sich im Herzen. Aus diesem Grund ist die spirituelle Arbeit im Alter oft besonders fruchtbar. Der spirituelle Geist ist bei diesem In-sich-gehen vielleicht zugänglicher als in anderen Lebensabschnitten. Die Befreiung war noch nie so nah.

Pater Bede Griffith, der während seines gesamten bemerkenswerten Lebens auf der spirituellen Suche war, sagte, er habe in den letzten zwei Jahren seines Lebens mehr gelernt als in den ersten 84.

35
Wer sind wir, wenn wir nicht die Person sind, die wir zu sein glaubten?

Wie kann ich mich selbst erkennen?

Wer bin ich, wenn ich kein Vater oder keine Mutter mehr bin, weil mein Kind gestorben ist?

Wer bin ich, wenn ich mich nach 37 Jahren scheiden lasse?

Wenn mein Mann starb, als er auf der Auffahrt Schnee schippte?

Wenn mein letzter Elternteil gestorben ist und ich mich plötzlich und unerwartet wie ein Waise fühle?

Wenn ich Krebs habe oder wegen Diabetes erblinde?

Wenn nichts von dem, was ich früher wusste, meine Gegenwart erklärt?

Wenn die Person, die ich jetzt bin, nicht mehr die ist, die ich einst war?

Was geschieht, wenn mir Alter oder Behinderung, Verlust oder Verletzung, Depression oder Selbsterkenntnis zeigen, dass ich nicht bin, was ich zu sein glaubte?

Was wird aus unserer so hart erarbeiteten Fassade, wenn wir einen unerwarteten Verlust erleiden und uns erbarmungslos dafür schämen, dass wir so viele Schmerzen haben und heimlich weinen? Wenn wir nirgends in unserem Leben mehr Liebe finden können, keine Abbildung und keinen Spiegel für unser Herz mehr besitzen, in dem wir uns selbst erkennen können?

Wir identifizieren uns mit unseren Rollen als Mütter und Väter, Söhne und Töchter, Ehemänner und Ehefrauen, Lehrer und Schüler, Politiker und Wähler, Mann und Frau etc. Doch was passiert, wenn wir durch einen Zufall diese Rolle, mit der wir uns identifizieren und durch die wir uns einstufen, nicht mehr beibehalten können, wenn sich unser Leben plötzlich ändert, möglicherweise durch den Verlust eines geliebten Menschen, durch eine finanzielle Pleite oder durch eine körperliche oder seelische Lähmung? Das Bild, das wir von uns selbst haben, kann sich radikal verändern, wenn unsere so sehr geschätzte Identität nicht länger passt.

Wenn Menschen in Rente gehen und sich fragen: „Wenn die Arbeit nicht das ist, was mich ausmacht, was dann?“, bringt sie das dem wahren Grund, aus dem sie geboren wurden, näher. Sie beginnen, das Wesen hinter dem ganzen Tun und Streben zu suchen. In Wirklichkeit stellen viele Menschen jene Frage, für die sie geboren wurden, erst gegen Ende ihrer Lebensspanne. Doch es ist nie zu spät. Sich zu fragen: „Wer bin ich?“, ist niemals unangebracht.

„Wer bin ich, jetzt, wo ich meine familiären und sozialen Verpflichtungen hinter mir habe, wo jene Rollen, für die ich gelobt wurde, nicht mehr meinen Tag bestimmen?“

„Wenn ich kein Verkäufer mehr bin (keinen Job mehr habe) oder kein Elternteil (die Kinder schon lange aus dem Haus sind) oder kein Model (kulturell bedingter Wechsel des Schönheitsideals) oder kein Taschendieb (Arthritis), wer bin ich denn dann? Und wenn ich schon einmal frage, möchte ich noch etwas tiefer gehen: ‚Wer bin ich *wirklich*? Und wer war ich, bevor ich das wurde, was aus mir geworden ist? Und davor?‘“

Wenn wir hinter all das Geschwätz und Rumgerede des angestrengt Haltung bewahrenden Selbst sehen, können wir tiefer und weiter vordringen, um herauszufinden, wer wir wirklich sind. Und je tiefer wir vordringen, umso weniger Fragen nach dem „wer“ oder „Ich“ oder „Wer bin ich?“ tauchen auf. Es entsteht stattdessen ein Nachdenken über das unendliche „Sein“.

Legen wir unsere angesammelten Identitäten offen, fallen das „Wer“ und das „Ich“, die schwerer als die ganze Wahrheit sind, zurück auf den Boden der Realität. Und nur das „Sein“ bleibt übrig, das ewige Wesen des Seins, des unsterblichen Soseins, zurücklassend, das die Frage im Stillen beantworten muss.

Ein unerwarteter Identifikationswandel

Cathy, die im Laufe ihrer vielen Jahre als emsige Physiotherapeutin schon „viele zurückgeholt hat“, sagte:

„In meiner Arbeit beschäftigte ich mich mit körperlich behinderten Kindern. Ich war immer stolz darauf, selbst dagegen intellektuell und unabhängig zu sein. Dann zog ich mir bei einem Autounfall eine Kopfverletzung zu, die mich abhängig werden ließ und mein Ego direkt aus meinem Körper riss. Eine Zeit lang verschlug es mir die Sprache. Ich konnte nicht ausdrücken, was ich fühlte. Ich fühlte mich so allein. Niemand konnte mir helfen. Jetzt habe ich Schwierigkeiten, überhaupt etwas zu fühlen, irgendeine Bindung aufzubauen. Ich fühle mich wie betäubt. Ich weiß, ich bin nicht meine Arbeit, meine tollen Kleider oder Mutter oder Ehefrau, aber ich kann einfach überhaupt nicht spüren, wer ich bin.“

Wir können uns an eine frühere Identifikation klammern, als wir Eltern oder Kind oder Geliebter oder Lehrer oder Soldat waren. Doch das ist so, als ob wir einen Traum festhalten wollten oder Rauch.

Nichts kann uns unserer wahren Natur berauben, außer die Schwierigkeit, unsere Identität loszulassen, die unser gesamtes Sein auf das Leiden reduziert. Wenn wir in den labyrinthartigen Gängen an der Oberfläche des Großhirns suchen, könnten wir den einsamsten Teil von uns selbst wie ein Echo in einer Schlucht widerhallen hören: „Ich leide, also bin ich!"

Wir sehnen uns nach Identität und setzen oft unbequeme Masken auf – nicht um unser Gesicht zu verstecken, sondern weil wir befürchten, kein wahres Gesicht zu haben. Vielleicht ist es jenes „Ursprüngliche Gesicht", an das Zen-Meister bei ihrer provokativen Frage denken: „Was für ein Gesicht hattest du, bevor du geboren wurdest?" Nur das Sein hat Bestand!

„Das bin ich" ist der Kern unseres Kummers; es ist die Identifikation mit und unser Festhalten an den oft widersprüchlichen Inhalten unseres alltäglichen Kummers. Das, worauf wir stolz sind, balanciert unsicher auf der wackeligen Achse unseres ständig für einen Zusammenbruch anfälligen Selbstbildes. Es ist der Stoff für Grabsteine. In einem Augenblick arbeiten wir mit körperlich Behinderten, im nächsten sind wir selbst körperlich behindert. Unbeständig. All „dieses" und „jenes", das dem „Ich bin" folgt, beinhaltet potentielles Leid, da wir darauf bestehen, dass wir von oben bis unten genau so sind. Und wenn diese Identitäten behindert werden, wird das Leben anders, als wir es uns vorgestellt haben.

In der letzten Zeit war von Identitätsdiebstahl zu hören, einem Verbrechen, bei dem man aus persönlicher Vorteilsnahme vorgibt, eine andere Person zu sein. Doch wie sieht es mit dem Identitätsdiebstahl in uns aus, der schon viel zu lange andauert? Manchmal erscheint es uns schwer, uns ohne unser heimliches Leiden mit uns selbst zu identifizieren.

Und wie es sich herausstellt, macht es einen – außer im Märchen oder in Gesetzbüchern – nicht glücklich, das zu bekommen, was man sich wünscht, da man diesen Augenblick nicht anhalten kann. Doch die Offenheit des Herzens, das Vorhandensein von Liebe irgendwo im Körper, bringt Glück. In Wirklichkeit ist es so, dass wir niemals glücklich sein können, wenn unser Herz nicht offen ist.

Das Ankämpfen dagegen, nicht mehr der zu sein, der wir einst waren, ist die Hölle. Sich auf etwas einzulassen, das noch entdeckt werden muss, ist himmlisch – ein bisschen angsteinflößend, aber göttlich.

Der Verlust der Gesundheit

Eine eigene Krankheit oder die eines geliebten Menschen kann unser Selbstverständnis und den Verlauf unseres Lebens ändern, egal ob wir nun fünf Jahre alt sind oder 55.

Bei der ersten Diagnose tendieren wir dazu, in Panik zu geraten, da wir meinen, die Kontrolle über unser Leben verloren zu haben. Wir werden überschwemmt von einer Angst, die wiederum die Machtlosigkeit verstärkt. Unser Ego bekommt ein dickes Fell.

Doch was auch immer geschehen mag, Sanftmut gegen sich selbst ist die beste Strategie. Ich kannte viele Menschen, die begriffen haben, dass es sie erstickt, wenn sie ihre Krankheit mit Angst umschließen. Sie begannen damit – weit hinaus über das Maß dessen, was sie sich jemals zugetraut hätten – ihrem Tumor mit liebevollen Gedanken zu begegnen. Es gibt Geschichten von Wundern und Enttäuschungen über das, was daraufhin passierte. Doch die meisten empfanden, dass das Loslassen der Angst und das Herstellen einer Verbindung zwischen Herz und Verzagtheit ihnen einen alternativen Kompass bot, der ihnen den Weg durch den Rest ihres Lebens zeigte, wie kurz es auch sein mochte.

Eine Frau sprach in einem unserer Workshops über ihre Krankheit und machte klar, was Liebe für sie bedeutete und wie viel mehr sie ihr Leben nun schätzte. Zu aller Überraschung sagte sie: „Krebs ist ein Geschenk für denjenigen, der alles hat."

Krankheit zieht ebenso wie Schmerz Kummer an. Krankheit veranlasst die Psyche, sich mit dem Verlust von geliebten Menschen, Unbewältigtem aus der Vergangenheit und Zukünftigem, das niemals kommen mag, zu beschäftigen.

Krankheit zieht jede Art von Kummer an, von Angst bis Wut, von Traurigkeit bis hin zum Zweifel und zum Gefühl der Bestrafung. Unser normaler Kummer erfährt eine starke Fokussierung. Gefühle des „Nicht-gut-genugseins" tauchen ebenso auf wie das Gefühl, dass ein „lebenswertes Leben" nun vielleicht hinter uns liegt.

Doch manche Menschen empfanden die Krankheit auch als Anstoß. Niemals zuvor hatte die Angst so viel von dem, was direkt unter der Bewusstseinsebene lag, hervorgebracht. Niemals zuvor waren sie gezwungen gewesen, sich mit sich selbst auseinanderzusetzen und zwischen Gnade mit sich selbst und Selbstzweifeln zu wählen. Oder wie es mein Freund Jerry Jampolsky ausdrückt: „Liebe bedeutet, die Angst loszulassen."

Ein Patient, der früher einmal Mitglied in einer Motorradgang gewesen und jetzt an Diabetes erblindet war, drückte es anders aus:

„So krank zu sein, machte mich echt fertig! Ich konnte nur noch mit mir selbst kämpfen und musste zulassen, dass sich Menschen um mich kümmerten. Und verflucht noch einmal, ich habe etwas Liebe gefunden."

Wir sehen in Krankheit einen großen Verlust von Kontrolle, doch niemals wird das Herz so gebraucht. Niemals waren andere Definitionen von Heilung beachtenswerter als von einem, der sich dem Ende des Lebens nähert. Niemals hatten wir uns selbst gegenüber eine größere Verantwortung.

Koma

Die Angst der meisten Menschen, „sich selbst zu verlieren", wird niemals so deutlich wie in der Angst vor einem Leben ohne Bewusstsein oder vor dem Wachkoma.

Doch Koma, sagte Whitman über den Tod, „ist anders, als alle annehmen, und glücklicher". Koma ist so, als ob man nicht länger im Erdgeschoss, sondern im Hochparterre leben und sich alles, über dem ganzen Gerangel stehend, ansehen würde.

Eine Frau, die aus dem Koma erwacht war, sagte ein paar Monate später, dass sie alles hören konnte, was im Raum vor sich gegangen war, einschließlich der unbeholfenen medizinischen Diskussion, „wie lange sie es noch machen würde", und die Streitereien der Familie über die Aufteilung ihres Besitzes über ihren leblosen Körper hinweg. Doch sie konnte nicht reagieren.

Menschen, die im Koma liegen, können oft hören und sind durch die Sprache des Herzens und das metarationale Vertrauen in die Tiefe unserer Verbundenheit als menschliche Wesen zu erreichen. Viele Menschen, die im Koma liegen, denken, dass sie träumen würden. Sie wissen nicht, was vor sich geht. Die Sprache des Herzens kann ihnen hingegen wieder eine Orientierung geben, um von dort aus, wo sie sich befinden, an sich zu arbeiten. Lehre sie zu meditieren. Danke ihnen dafür, wie viel sie vielen anderen Menschen bedeuten. Lies ihnen alles vor, von einer Kindergeschichte bis hin zum Dhammapada. Singe und spiele ihnen Musik vor.

Obwohl wir uns vielleicht vor der Dunkelheit fürchten, wird unsere Fähigkeit weiterzugehen, sogar wenn wir im Koma liegen, davon bestimmt, wie weit wir im normalen Alltag an unsere Grenzen gegangen sind. Wie ungezwungen wir uns selbst in unserem dunklen, mythologischen Inneren suchen und wie weit wir vorher für die lang ersehnten Abenteuer gehen wollten – all die Pracht und das Zähneknirschen während einer seelesuchenden heroischen Odyssee – gibt uns die innere Kraft, über die Grenzen hinauszugehen. Wir werden nicht fallen, sondern uns selbst kennenlernen, getragen von unglaublichen Möglichkeiten.

Und eine jener Möglichkeiten ist, praktizierende Liebende zu werden. So machte es jener Bursche, der Ondrea und ich zu einer Wohltätigkeitsveranstaltung für eine Aids-Stiftung fuhr. Wir bemerkten bei der Fahrt durch das Wirrwarr der Highways von Los Angeles, dass er sich durch nichts aus der Ruhe bringen ließ. Wir fragten ihn, welcher spirituellen Praxis er seine Gelassenheit verdanke. Er erzählte uns, dass er vor zwei Jahren der Leiter eines großen medizinischen Forschungsteams gewesen sei, doch das Fortschreiten seiner Aids-Erkrankung habe zu einer derartigen psychischen Verschlechterung geführt, dass er zurücktreten musste. Auf unsere Frage antwortete er: „Nun bin ich nur noch zum Fahren und für die Liebe geeignet. Meine Praktik, wenn Sie es so sehen wollen, ist die Liebe." Und angesichts seiner außergewöhnlichen Ausstrahlung gab es keinen Zweifel, dass dem ganz und gar so war.

36
Ein Tag des Mitgefühls

Wie mag es sein, wenn man an einem dem Mitgefühl gewidmeten Tag aufwacht? Wenn man die Spinnweben der Angst und des Misstrauens wegwischt und sein Herz zum Wohle anderer einsetzt? Wenn wir den Vermieter, den Gefängnisaufseher, den Unternehmenschef, „dessen Herz noch nicht sehen kann", die Obdachlosen, die Strafgefangenen, die Geschundenen, ja sogar die Prostituierten nicht als unter uns stehend betrachten? Wie mag es sein, an einem Tag der Ebenbürtigkeit, die Bedingung für das Mitgefühl ist, zu erwachen?

Es ist ein Tag der zufälligen Taten der Barmherzigkeit.

Wenn ich auf deine Schmerzen mit Angst reagiere, reagiere ich mit Mitleid. Aber wenn ich auf deine Schmerzen mit Liebe reagiere, erfahre ich Mitgefühl. Etwas vereinfacht lautet die Wahrheit: Angst, die ein Erbe der Unwissenheit ist, reagiert auf etwas, befreiende Aufmerksamkeit hingegen, die das Erbe des Mitgefühls ist, lässt sich auf etwas ein.

Weisheit ermöglicht Einsicht in die Natur der tiefsten Schichten des Geistes. Mitgefühl ist der tiefste Ausdruck der Natur des Herzens. Weisheit und Mitgefühl sind aber nicht das Gleiche, auch wenn sie miteinander harmonieren. Für Weisheit ist alles klar, Verwirrung ist durchsichtig. Mitgefühl sieht hingegen die Dichte der Dinge, den Schmerz, der Zuwendung braucht. Für die Weisheit sind alle auftretenden Schmerzen Teil des Prozesses, durch den wir Mitgefühl und den Weg jenseits des Leidens lernen. Für das Mitgefühl ist alles, was wir durchmachen, wichtig und wird mit Liebe geehrt. Mitgefühl ist eine aktive Form der Weisheit.

Um das Mitgefühl auszuprobieren, stelle dir den ganzen Tag über vor, dass in deinem Gefühl der Präsenz, des Gegenwärtigseins, das Bewusstsein einer größeren Präsenz ist. Man fühlt, dass hinter dem begrenzten Spiel des Bewusstseins eine Liebe existiert, die keine Grenzen kennt. Stelle dir vor, dass diese Präsenz dich mit den Augen einer unendlichen, liebevollen Güte betrachtet und dass alle Inschriften auf deiner „Karmatafel" gelöscht werden. Stelle dir vor, dass dir von diesem Augenblick an für jede unsensible oder schlechte Handlung, die du je getan hast, vergeben wird. Welch außergewöhnliches Gefühl, scheinbar unmöglich und gleichzeitig vollkommen befreiend! Stelle dir vor, wie du durch diese Augen unendlicher Gnade gesehen aussiehst.

Schaue nun selbst durch diese weichen Augen, über dich hinaus in eine Welt selbstverleugnenden Leidens und gnadenloser Gleichgültigkeit. Du siehst die Schmerzen, unter denen viele Menschen leiden. Beginne sie zu umarmen und ihre Füße und Hände mit dem goldenen Licht, das von deinem Herzen ausgeht, zu waschen.

Schicke Segnungen an alle fühlenden Lebewesen und stelle dir vor, wie das mitfühlendste Herz der Welt das tun würde. Im Herzen ist die Fähigkeit zu sehen, wie Jesus sah, wie Maria sah, wie der Buddha sah, wie Mutter Teresa sah, wie die mystischen Sufis und Chassidim sahen und wie die Augen der großen Propheten jeder Glaubensrichtung sahen. Erkenne dich selbst als einen von vielen, die weniger durch Angst getrennt als durch eine überwältigende Zuwendung füreinander verbunden sind.

Fühle das Mitgefühl, das jeder liebenden Güte innewohnt, lasse dein grenzenloses Herz die Welt mit freundlicher Rücksicht überfluten. Lasse seine Segnung alle erreichen, die vor Verletzung und Taubheit nicht mehr fühlen können, und alle, die sich nach dem Ende des Leidens sehnen. Lasse sie den hungrigen Geist der Einsamkeit und Verzweiflung füttern, der die Welt beherrscht. Lasse dein Herz ihnen sagen, was die Barmherzige Mutter, die in so vielen Glaubensrichtungen angebetet wird, den Bedürftigen sagte: „Meine Arme umhüllen dich immer, du brauchst nur deinen Kopf an meine Schulter zu lehnen."

Ich hatte mit vielen Menschen zu tun, deren kollektive Trauer nicht mehr auszuhalten war, die einen Verlust erfahren hatten, der alle Verluste der Welt berührte. Mich überraschte, dass ihre Sorge um das Wohlergehen anderer umso deutlicher war, je umfassender ihr Trauergefühl war. Was sie für ein verwelktes Herz hielten, brachte eine unerwartete Gnade hervor.

Dieser langsame Heilungsprozess, das Durchschreiten von Angst und Verlust, erweitert sich mit der fortwährenden Öffnung des Herzens.

Wenn wir lernen, uns zu kümmern, ohne auf Resultate zu spekulieren, und nur um der Liebe willen zu lieben, erkennen wir, dass unser Mitgefühl nichts ausschließen muss, nicht einmal die Hilflosigkeit. Andernfalls können wir unser Herz in der Hölle nicht offenhalten.

Hilflosigkeit fordert Mitgefühl von uns.

Einige Therapeuten haben Ondrea und mir gegenüber den Wunsch geäußert, ihren Beruf aufzugeben, nachdem einer ihrer Patienten unerwartet einen Mord oder Selbstmord begangen hat. Das Gefühl der Hilflosigkeit, das der Therapeut empfindet, spiegelt den Geisteszustand des verängstigten Patienten wider.

In diesen Fällen erklären wir, dass die Lehren, die wir aus dieser Hilflosigkeit ziehen können, unsere Geistesgegenwart schärfen können. Sie lassen uns nichts außer dem unverfälschten Augenblick, in dem alle Verkleidungen sinnlos sind und nur die Hingabe in das Herz Frieden schafft. Wenn unser Mitgefühl nicht auf Hilflosigkeit gründete, gäben wir auf, sobald es schwer wird. Wenn wir am meisten gebraucht werden, würden wir die anderen im Stich lassen. Wenn wir keine Kontrolle hätten, verschlösse sich das Herz.

Indem wir unser Herz für den Schmerz öffnen, den wir alle teilen, erfahren wir eine Ganzheit. Wenn unsere persönliche Trauer sich mit den unzähligen Menschen verbindet, die im selben Moment den gleichen Verlust erfahren, entstehen kleine Wellen im Sammelbecken der Trauer und verwandeln es in einen Ozean des Mitgefühls.

37

Als wäre es unser letzter Tag

Wie wäre es, am letzten Tag unseres Lebens aufzuwachen und nur noch ein paar Stunden zu leben zu haben? Worauf warten wir? Wie wäre es, wenn wir schon diesen Tag lebten, als wäre es unser letzter?

Es kann an jedem Morgen passieren, während wir am Frühstückstisch sitzen. Zwischen dem Herzen und den Eingeweiden ist ein Zentrum, in dem der Körper ruhig auf den Tod wartet.

Jeden Tag haben wir den Tod in der einen Hand und die Verleugnung in der anderen. Es ist schwer, den Tod anzuerkennen, wenn wir selten ganz leben.

Was, wenn dies der letzte Tag aller Tage wäre und wir keine Alternative dazu hätten, unseren Körper fallen zu lassen und in die Ewigkeit zu atmen?

Es wäre doch ein Tag, den man der unmittelbaren Gegenwart widmen würde, oder?

Wozu wachen wir an diesem letzten Tag auf?

Wachen wir geistesgegenwärtig auf, konzentrieren unsere Aufmerksamkeit und unsere Lebenskraft und bemerken sogar, ob wir beim Ein- oder Ausatmen aufgewacht sind?

Wie wäre es, das „Sterben zu üben", wissend, dass wir unserer inneren unsterblichen Präsenz umso näher sind, je aufmerksamer wir in der Gegenwart sind?

Welche Gedanken und Emotionen leben in diesen letzten paar Atemzügen?

Und wie wäre es, wenn es nicht der letzte Tag des Lebens, sondern der erste Tag des Todes wäre? Wie lange würdest du brauchen, die Lage unter Kontrolle zu bringen, dich an die Liebe zu erinnern und im Sein zu ruhen, statt an der Angst festzuhalten? Was man jetzt findet, wird man dann finden. Der Beobachtete ist immer noch der Beobachter. In dem Maße, in dem Gnade und Aufmerksamkeit jetzt deine Prioritäten sind, werden sie immer das Geländer bilden, an dem du dich emporziehen kannst.

Wenn wir nach dem Tod ein letztes Telefongespräch führen könnten, wen würden wir anrufen? Was ist vom Geben und Nehmen eines ganzen Lebens noch nicht abgeschlossen (was fast immer bedeutet, dass es noch Liebe braucht)? Damit ist nicht nur die Fortsetzung unserer Entwicklung gemeint, die uns einigen Glaubensrichtungen zufolge auf jeden Fall möglich oder notwendig ist, um die Wiedergeburt zu erlangen. Es sind auch die ungesagten Worte gemeint, die dir jetzt gerade auf der Zunge liegen und ungesagt bleiben.

Angst darf kein Handeln provozieren, sondern soll fortwährend unsere Lebenskraft steigern. Das gelingt, wenn wir bedenken, dass es vielleicht keinen weiteren Tag geben wird.

„Gibt es einen Tod nach dem Leben?"

Viele der Großen Lehrer, viele der Weisen und Herzen, die ich am meisten bewundere, sagen, dass wir den Tod überleben können. In vielen Sekten kann man sogar kein wahrer Christ oder Buddhist oder Hindu oder Moslem sein, wenn man nicht an eine Existenz nach der irdisch-physischen glaubt. Obwohl die Szenarien sehr verschieden ausfallen können, gibt es kaum Meinungsverschiedenheiten darüber, dass das Leben mehr ist, als unsere plumpe Vorstellung vom Jenseits.

Alle Religionen scheinen sich einig darüber zu sein, dass das Bewusstsein weit über die Vorstellung von sich selbst hinausgeht, wenn der Körper einmal nicht mehr in der Lage ist, den Inhalt seines Geistes zu tragen.

In den Jahrzehnten, die ich meditiere und mit Sterbenden arbeite, bin ich Zeuge von vielen bemerkenswerten Erlebnissen mit unserer unsterblichen Natur geworden, die ohne einen Schatten des Zweifels gezeigt haben, dass wir unseren Tod überleben. Oder wie Wayne Dyer es ausdrückt: Wir sind keine Menschen auf einer Seelenreise, sondern Seelen auf einer menschlichen Reise.

Obwohl es einige gibt, die behaupten, der Tod sei nur ein Wechsel der Lebensart, wissen wir kaum mehr über den Tod, als dass er uns nicht umbringt. Wir wissen nicht mehr vom Himmel und der Hölle als von den Freuden und Arbeiten und Mühen unseres Alltags. Doch wir wissen, dass das Öffnen des Herzens, abgesehen von seinen möglichen himmlischen Folgen, die geeignete Reaktion auf jeden Augenblick des Lebens ist.

Nichts mag die Mysterien der Reinkarnation oder die Weiterreise der Seele offenbart haben, doch wir wissen: wenn wir zu Bett gehen und unser Herz öffnen, erwachen wir wahrscheinlich an einem Tag eines heilenden Lebens.

Vielleicht ist das alles, was wir wissen müssen, dass das Erwachen in einem Moment der Liebe und der heilenden Bewusstheit eine immerwährende Möglichkeit darstellt.

Nehmen wir einfach an, um Wasser auf unsere Mühlen zu gießen, dass es nichts nach dem Leben gibt. Was für einen Unterschied würde das machen? Lässt es die Entdeckung unserer eigentlichen Natur weniger wert werden? Wird es weniger zulässig, unser Lebenswerk zu lieben? Schmälert es den Wert von Weisheit und Gnade? Macht es Güte, hier und jetzt, unangemessener?

Manchmal rede ich sonntagmorgens in der Sprache des Herzens mit den Toten, mit meiner Mutter und meinem Vater, mit Patienten, an die ich mich liebevoll erinnere, an die gestorbenen Kinder von Freunden. Ich höre mir ihr Leben an und denke über die Wege nach, die wir gemeinsam gegangen sind, über die Wege, die wir hätten gehen können, und an einige Entscheidungen, die zu Gnade führten. Wie sehr wir gewachsen sind an unseren Schmerzen und wie viel mehr an unserer Liebe. Wir sprechen von Glück und von ihrer Schönheit.

Gemeinsam betrachten wir den Schnee, den die ersten Sonnenstrahlen vom fernen Horizont her erleuchten, während sie in Zeitlupe von höheren Ebenen herabsteigen.

Heute ist ein guter Tag, noch im Körper zu sein. Es ist auch ein guter Tag, einen Ort der Erinnerung einzurichten, einen Altar für die geliebten Personen der Gegenwart und der Vergangenheit: Fotografien, Briefe und Erinnerungsstücke, die sie in das Herz führen.

Zur Verneigung vor denen, die nicht mehr körperlich präsent sind, kannst du einen Spaziergang unternehmen.

Nimm dir ein paar Stunden frei von diesem Leben, das irgendwann auf einen Namen und ein paar Daten auf einem Grabstein reduziert sein wird. Mache einen Spaziergang durch einen Friedhof, meditiere im Schatten eines Mausoleums, liege auf dem frischen Gras, das die Gebeine eines Kindes bedeckt. Denke über die Unbeständigkeit nach. Denke über die Liebe nach. Denke, während du durch die Reihen der Grabsteine gehst, was von einem langen Leben übrig bleibt.

Auf einem Besuch beim Tod und der Liebe, die zurückblieb, bin ich unlängst durch einen alten Friedhof in Neuengland spaziert, um das Herz zu erneuern und meine Entschlossenheit zu stärken. Eine Familie, die sich um sehr alte Grabsteine versammelt hatte, erweckte mein Interesse. Ich konnte den oft zitierten Vierzeiler aus dem 18. Jahrhundert auf dem verwitterten Grabstein kaum erkennen:

Erinnert euch, Freunde im Vorübergehen
Wie du jetzt bist, war einst auch ich
Wie ich jetzt bin, wirst du auch sein
Macht euch bereit, mir zu folgen.

In jeden Grabstein sind Segnungen und Wünsche gemeißelt, über lange Zeit ausgedrückte Liebe und über lange Zeit verborgene Liebe.

Einige Grabsteine beginnen und enden mit demselben Datum, während andere ein ganzes Jahrhundert umspannen. Auf einigen ist von einem „geliebten Kind" oder einem „teuren Freund" die Rede, während auf anderen nicht genügend Platz für all die Gebete für ihr Wohlergehen ist. Auf einigen stehen nur Name und Nummer. Einige sind voller Tod, während andere eine Verbindung zum Leben herstellen.

Achte darauf, welche unerledigten Dinge während dieses Spaziergangs durch den Tod in Erinnerung kommen. Worauf wartest du, zu vergeben und vergeben zu werden? Worauf wartest du, direkt in den Berührungspunkt des Herzens zu atmen, um Frieden mit dem Leben zu schließen?

Sitze unter einer breiten Eiche, deren Wurzeln von unzähligen Toten genährt werden. Erinnere dich an die schönen Momente des Lebens und an die Worte, die viel zu lange ungesagt blieben. Denke an deine eigenen, noch unbeschrifteten Gräber, von einem Leben zum nächsten, von einem Moment zum nächsten. Wie oft hat sich dein Leben angefühlt wie ein unbeschriftetes Grab, und wie oft bist du wieder auferstanden?

Einige Leben dauern weniger als einen Tag, andere ein Jahrhundert. Man kann nicht wissen, welches die Erfüllung dessen, wofür es geboren wurde, eher erreicht.

Wie verbringen wir unsere Zeit jetzt? Oder lassen wir die Zeit an uns vorüberstreichen? Worauf konzentrieren wir uns jetzt, am Tag unseres Todes?

Opfere einen Tag, um dem Vorschlag Platons und des Dalai Lama, der Mutter Teresa und der Kreuzigung zu folgen und „das Sterben zu üben".

Lebe diesen Tag in Großzügigkeit und Gnade. Drücke das an dein Herz, was dir am wertvollsten ist.

38

Ein zu neuem Leben wiedererwecktes Herz

Wir werden jeden Tag wiedergeboren. Mit jedem Erwachen erhalten wir einen Neuanfang.

In einem unserer Trauerworkshops sprach eine Frau davon, alles verloren zu haben, „vor allem mein Herz". Sie sagte, sie habe ihr Leben verloren, nachdem sie ihre Liebe verloren hatte. Als sie über das Leiden von anderen las, besonders das von Kindern, fühlte sie nach einiger Zeit etwas unter der Oberfläche wühlen. Zu ihrer Überraschung entdeckte sie unter dem Sammelbecken ihres Kummers viel Liebe und ein neues Leben.

Wenn das Herz wieder zum Leben erwacht, entdecken viele Menschen ein neues Leben unter ihrem Kummer.

Der Tod einer geliebten Person bedeutet manchmal das Ende einer Identifikation mit einer Lebenssituation und den Beginn einer neuen. Manchmal entdecken wir all die auf uns wartende Heilung erst, wenn wir einen großen Verlust erleiden.

Wir haben uns selbst so lange für unsere Angst und Trauer gehalten. Wir mögen sogar das Gefühl haben, dass wir ohne unsere Wut und Trauer nicht wüssten, wer wir sind. Barmherzigkeit kann unserem Leben jedoch einen Sinn geben, den sich der Zustand der Sinnlosigkeit gar nicht vorzustellen vermag.

Ironischerweise stellen wir bei der Wiedererweckung unseres Herzens vielleicht fest, dass wir selten wahrhaft aufrichtig gelebt haben, in Harmonie mit der ruhigen leisen Stimme in uns, sondern dass wir zumeist ein durch unsere Angst beschränktes Leben geführt haben.

Und es ist nicht immer der Verlust eines Menschen durch den Tod oder durch eine Scheidung, der den Beginn einer neuen Lebensidentifikation ins Rollen bringt; auch das Gefühl, nicht der zu sein, der wir waren oder der wir wirklich sind, kann den Prozess einer Identitätssuche in Gang bringen. Wenn man herausfindet, dass kein gedachtes Selbst unserem authentischen Sein gleichkommt, dass keine Ablenkung unser tiefes Gefühl von Verlust beseitigen kann, wenn ein Gefühl entsteht, dass nichts, absolut nichts es wert ist, dass wir unser Herz auch nur einen Augenblick länger verschließen, dann bringt uns dies zu unserer großen Sehnsucht nach Ganzheit und befiehlt uns, sich seiner Leitung anzuvertrauen, um uns dahin zu führen, wo wir hingehen müssen.

Wir entdecken unser wahres Leben oder, wie Joseph Camphell es nannte, unser „Glück" Tag für Tag.

Die Entfaltung eines neuen Lebens führt uns durch unerforschtes Gebiet. Wir werden zunehmend offener für das, was jenseits unserer alten Vorstellungen von dem, was wir zu sein dachten, liegt.

Eine weitere der zahlreichen Ironien bei der Wiedererweckung des Herzens ist folgende: Diejenigen von uns, deren Herzen am weitesten geöffnet sind, beklagen sich darüber, dass sie sich noch nie in ihrem Leben so verschlossen gefühlt haben. Je offener das Herz geworden ist, umso mehr gibt es, was verschlossen werden kann, und umso verschlossener mag es sich anfühlen.

Selbst wenn wir nicht genau wissen, was vor uns liegt, können wir täglich durch eine wachsende Wärme lernen, dem Prozess zu vertrauen. Möglichkeiten, denen wir kaum eine Chance gaben, sich vorzustellen. In gewisser

Hinsicht sind wir nie ganz wir selbst, bis uns nichts mehr von unserer angeborenen Herzensfülle trennt.

Niemand kann unsere Träume träumen oder unsere Gebete beten. Doch unsere wahre Natur ist die Gnade. Die Erfahrung unserer wahren Gnade wartet darauf, dass wir bereit sind, tiefer zu gehen. Und wenn das, was wir wirklich sind, auf das, was wir zu sein glauben, trifft, wird uns das begeistern und ungeahnte Potentiale freisetzen.

Wir heben unsere Entwicklung auf das höchste Niveau, indem wir das Wesen des Geistes erforschen und uns unserem Herzen ergeben, mit Meditation und Gebet, Gesang, Gottesdienst und dem Erforschen unserer Grenzen mit einer Barmherzigkeit, die die betäubten Teile unseres Selbst neu belebt und uns zurück ins Leben bringt – nicht in ein perfektes Leben, aber eines, das in unserem Herzen wohnt. Kein Leben, das völlig frei von Schmerz ist, aber eines, das frei von Starrheit ist, das vom Vergessen und Erinnern angetrieben voranschreitet und sich weiterentwickelt.

Das Herz sehnt sich danach, frei zu sein. Es singt von nichts anderem.

39
Ein Tag in einem heilenden Leben

Wie wäre es, jeden Tag mit einem stärkeren Bewusstsein dafür aufzuwachen, dass es wichtiger ist, liebevoll zu sein, als geliebt zu werden? Was wäre dein erster Gedanke? Wie offen wären dein Geist und dein Körper? Wie weich wäre dein Bauch?

Der Tag wäre bedeutsam. Seine Möglichkeiten wären eine Gnade. Ein Tag der Vergebung und des Mitgefühls. Ein Tag tief verankerter Güte.

Natürlich ist Liebe ansteckend. Je liebevoller wir sind, desto mehr werden wir von Liebe umgeben.

Liebevoll zu sein, ist zeitlos. Wer jedoch geliebt wird, ist in hohem Maße ein Produkt der Zeit. Welch Wunder wäre es, diesen Tag zu einem Tag heilender Gnade zu machen. Einige sagen, die Übung, liebevoll zu sein, sei nicht nur die beste für unser Leben, sondern auch die beste Vorbereitung auf den Tod. Sie lasse keine unerledigten Dinge zurück und drehe auf dem Weg zur Sonne jeden Stein um.

Wie wäre es, eine Liebe zu erfahren, die nicht darauf beruht, dass wir bekommen, was wir wollen, sondern anbieten, was gebraucht wird? Wenn jeden Tag die Sorge für das Wohlergehen aller Menschen, die wir treffen, wachsen würde? Wenn wir anstrebten, jeden Tag angenehm zu leben, auch wenn uns die Welt manchmal unpassend erscheint? Wenn Barmherzigkeit immer eine Option wäre, ganz gleich, was da kommen möge?

Wie wäre es, an einem Tag im heilenden Leben deine Augen zu öffnen und die Schönheit um dich herum zu sehen? In eine Welt zu sehen, die schöner ist, als du es dir je hättest träumen lassen? In eine Welt von Möglichkeiten zu blicken, die hinter der Welt liegt, von der deine Sinne meist abgeprallt sind? Erkennen, wie das Licht die Schatten auf der Oberfläche dessen zerstreut, was man für selbstverständlich gehalten hat? Hören, worauf man bislang kaum gehört hat, was man durch das ein Ohr hinein- und das andere hinausgehen ließ?

Wenn sich das Herz öffnet, öffnet es das Auge der Schönheit. Dieses befindet sich auf einer Ebene des Geistes, die jenseits der traurigen Wahrheit liegt, dass wir nur uns selbst sehen und der Beobachtete auch der Beobachter ist. Mit dem Auge der Schönheit zu sehen, bedeutet, über uns hinaus zu sehen.

Wenn das Auge der Schönheit sich öffnet, sieht es überall eine verborgene Kunst, das große Bild in den Einzelheiten. Es sieht den Aufbau des Universums und die gesamte Physik in den Wirbeln einer Muschel. Es sieht die Konstellationen in einem Stückchen Muskovit, den Mond in einem Tröpfchen Wasser an der Spitze eines Blattes, die Sonne in einer einzigen fallenden Schneeflocke und die Evolution der Spezies in den Fasern eines Pilzes.

Wenn wir unsere Perspektive verändern, sehen wir die Kunst in der Kunst der Pinselstriche auf der Leinwand, wie wir die Höhe des Himalaya an einem Felsüberhang und das Gesicht einer geliebten Person in einem verwitterten Felsen entdecken.

Die Quelle der Schönheit liegt nicht im Licht, sondern im inneren Leuchten. Schaue auf das Spiel des Lichts in Monets Blütenwellen oder auf Schluchten, die in der Dunkelheit allem Vorbeigehenden ein Echo verleihen, und auf die Falten, die sich wie ein Flussdelta von den Winkeln alternder Augen aus in eine Topografie eines langen Lebens ausbreiten.

Schaue unter die abgedroschenen Vorurteile dessen, was du normalerweise siehst, um zu sehen, was gesehen werden *kann*. Normalerweise haben wir alles, was wir sehen, schon einmal gesehen. Selten sehen wir die Blume – wir sehen *eine* Blume. Nicht die Welt ist alt, sondern ihre veraltete Übersetzung vom Auge zum Gehirn – und alles, was bei der Übersetzung zwischen dem Denken, was wir sehen, und dem, was wir wirklich sehen, verloren geht. Direkt zu beobachten, bedeutet, aus dem Herzen zu leben.

Wenn wir die Gegenwart in allen Einzelheiten sehen, heben sich die schweren Deckel und geben unter unserem gewöhnlichen Kummer und Leid eine Schönheit preis, die wir uns in den kühnsten Träumen nicht vorzustellen wagten, die essentielle Schönheit unserer Weite. Wir werden dankbar für die Übung der Achtsamkeit und der liebevollen Güte gegenüber allen fühlenden Wesen und sogar gegenüber uns selbst.

Das Auge der Schönheit sieht die essentielle Schönheit, nach der wir unser ganzes Leben lang gesucht haben, die der erlesenen Gnade.

40
Dankbarkeit

Wie wäre es, an einem Tag zu erwachen, der der Dankbarkeit gewidmet ist, einer Dankbarkeit für das, was gewesen ist und sein wird?

Dankbarkeit für die Liebe, die wir erfahren haben und, was vielleicht noch wichtiger ist, für die liebevolle Güte, die wir hervorzubringen in der Lage sind.

Dankbarkeit für dieses Leben, in dem wir unseren Weg zur Wahrheit ertastet haben.

Dankbarkeit, dass Dankbarkeit für uns überhaupt einen Sinn hat.

Dankbarkeit für „genau so viel" in diesem Augenblick, in dieser Millisekunde der Bewusstheit, in der Entdeckungen möglich sind. Dankbarkeit für die Fähigkeit zu erkennen, dass unser ganzes Leben in der Zeitlosigkeit dieses Augenblicks gefunden werden kann. Manchmal scheint es, als stauche uns die Zeit zusammen und klemme uns zwischen den Kämpfen der Vergangenheit und den ängstlichen Erwartungen an die Zukunft ein. Trotzdem entdecken wir, dass dieser gegenwärtige Augenblick, „die lebendige Gegenwart", allen Raum und alle Möglichkeiten enthält, die wir brauchen.

Wir sind dankbar für den Atem in unserem Körper.

Wir sind dankbar für das Essen auf unserem Frühstücksteller. Wir erkennen mit Dankbarkeit die Segnungen des Weizens auf den Feldern, den Mais an den Stängeln, die Kuh in der Herde und die Weintrauben an den

Stöcken. Wir sind dankbar für dieses Leben, während es in das unsere eingeht.

Wir sind dankbar für Freunde, die uns an Liebe erinnern, und für die, die uns deutlich machen, wie wenig liebevoll wir sein können.

Wir erinnern uns den ganzen Tag über daran, dass dem Wunschdenken der wertvolle Moment entgeht und es eine Welt von Möglichkeiten ausschließt. Wir kehren zu einer Dankbarkeit für alles Gelernte zurück und erkennen den hohen Wert unserer Öffnung.

Wir sind dankbar für das Potential unseres Herzens, sich über die stürmende Oberfläche des Sammelbeckens der Trauer erheben zu können.

Dankbar für die Fähigkeit, „mitfühlende Freude" zu empfinden, ein Glück für das Glück anderer. Dankbar für unsere Neigung zu lieben.

Dankbar, dass wir nicht nur in der Pflege des Mitgefühls den Schmerz von anderen empfinden und unsere liebevolle Güte vergrößern können. Auch in der Wertschätzung des Lebens, das Dankbarkeit ist, können wir die Freude anderer empfinden.

Dankbar für unsere Fähigkeit, jeden Tag etwas vollständiger am Leben zu sein.

Dankbar für die Fähigkeit, uns selbst zu erkennen. Dankbar auch dafür, dass wir vieles auch auf einer tieferen Ebene erkennen können.

Dankbar für diese Reise und die Wege zu unserer tiefsten inneren Heilung in jedem von uns. Dankbar, dass wir über das, was wir wissen, hinaus in das Unbekannte gehen können, wo alles wächst.

Mögen alle Lebewesen frei von Leiden sein, mögen alle Lebewesen in Frieden leben.